U0295667

睡对了4周就能轻松瘦下来！

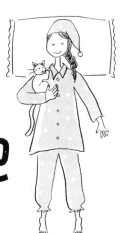

今天的
睡眠减肥

【日】 友野尚 著

朱榴芳 译

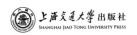
上海交通大学出版社
SHANGHAI JIAO TONG UNIVERSITY PRESS

内容提要

不正确的睡眠和失眠导致肥胖。因此，通过自学，调整睡眠，就能很快改善身体的状况、肤质和自主神经，平衡优化食欲，从而改变体型，实现瘦身，并进入到健康的良性循环状态。正是围绕如何正确有效地调整睡眠和实现减肥，本书列出了四周的功课表、注意事项和睡眠指南，为所有希望减肥和拥有健康身材、健康生活的人提供实实在在的帮助，并带来看得见、摸得着的效果。

图书在版编目 (CIP) 数据

今天的睡眠减肥 / （日）友野尚著；—朱榴芳译. —
上海：上海交通大学出版社，2015
ISBN 978-7-313-12950-5

Ⅰ.①今… Ⅱ.①友… ②朱… Ⅲ.①睡眠-作用-
减肥 Ⅳ.①R161

中国版本图书馆 CIP 数据核字（2015）第 094506 号

KYONO SUIMIN DIET
Copyright © Nao Tomono 2014
Chinese translation rights in simplified characters arranged with
SHUFU-TO-SEIKATSU SHA CO., LTD through Japan UNI Agency, Inc., Tokyo

上海市版权局著作权合同登记号：图字：09-2014-1024

今天的睡眠减肥

著　　者:［日］友野尚	译　　者:朱榴芳
出版发行:上海交通大学出版社	地　　址:上海市番禺路951号
邮政编码:200030	电　　话:021-64071208
出 版 人:韩建民	
印　　制:太仓市印刷有限公司	经　　销:全国新华书店
开　　本:880mm×1230mm　1/32	印　　张:4.125
字　　数:95千字	
版　　次:2015年6月第1版	印　　次:2015年12月第2次印刷
书　　号:ISBN 978-7-313-12950-5/R	
定　　价:28.00元	

版权所有　侵权必究
告读者:如发现本书有印装质量问题请与印刷厂质量科联系
联系电话:0512-53522925

FOREWORD 前言

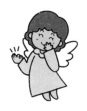

"获得永不再需要减肥的
健康身形"

这是所有人的愿望。

"想变漂亮"、"想瘦身减肥"。为了能实现这样一些美好愿望，热衷于健身、节食、花重金全身美容减肥的人趋之若鹜。更有甚者，有时候一些人不惜缩短睡眠时间以达到瘦身的目的，岂不知这实际上是一种错误的做法。

其实，睡眠不足反而是肥胖的一个主要原因。不仅如此，睡眠不足还会使身体免疫力降低，影响健康，其结果却是无法真正塑造好的身材。

睡眠，本来就是所有人每天都在做的事，既不需要花什么钱，也不应有任何压力，而且还可以从中获益良多。采用正确的睡眠减肥方法，就可以塑造苗条身材，愉悦身心，使学习、工作充满活力，逐步实现美好愿望。睡眠减肥就是一件无本万利的事！所以，劝君今后再也不要有这样的想法：我太忙了，"睡觉就是浪费生命"。

　　"想拥有再也不会发胖的身材"
　　"想实现人生中的最亮丽"
　　"想充实自己的人生"
　　"想获得健康的身心"

　　本书是一本指导我们只花四周时间就能实现以上愿望的"魔法"教材。

　　睡眠的力量就等于"美丽的力量"，等于"免疫力"，等于"人生的力量"。从今天起，每个人都应形成这样的观念。使用正确的睡眠减肥方法，我们的每一天都可以变得前所未有的丰富多彩，人生也会发生翻天覆地的变化。

　　请坚信睡眠所产生的魔力！我敢说，使用正确的睡眠减肥方法，必将产生令人惊讶的效果，并会从心底发出如此感叹：受益匪浅！

CONTENTS 目录

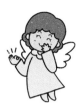

I

不同类型"失眠者"的检测单

为何你在睡眠过程中不会瘦身呢？你或许在不知不觉中正走向因睡眠不足而致胖的歧途……

请自检：

☐ C. 早晨，比想起床的时间提前2小时醒来，然后无法入眠。

☐ A. 起床时肩膀、脖子、背脊疼痛。

☐ C. 早晨，没有排便意欲。

☐ B. 即便没睡意，也暂且躺着。

☐ A. 夏季，就寝时打开卧室的冷气。

☐ C. 起床时有时会牙疼。

☐ A. 睡觉时不穿睡衣，而是穿T恤衫和旧裤子。

☐ B. 注意即便肚子饿也不吃夜宵。

☐ C. 能清楚地记得做噩梦的情境。

☐ B. 就寝前，观赏很喜欢的DVD，大笑后让自己沉浸在幸福的氛围中。

☐ A. 喜欢盖稍重的棉被。

☐ B. 临睡前用手机设定好起床闹钟。

☐ B. 即便是在加班后也不忘运动。

☐ A. 睡觉不用枕头。

☐ C. 晚上特别想吃甜食。

怎么样？

统计一下A、B、C的数量，来确认下面的诊断类型。

你属于哪一类?

统计一下A、B、C的数量,字母多的就是你自己的类型。请检查!

||||||||||||||||||||| 诊 断 |||||||||||||||||||||

A."环境问题失眠"型

人生的1/3是在卧室里渡过的,如果卧室的环境不好,就会浪费睡眠时间。现在请再重新检查一下,特别是床垫、被子、枕头、睡衣等寝具,看看是否适合自己。请务必通过本书好好学习并加以参考,学会选择合适的寝具以及如何营造有利于睡眠质量的卧室空间。

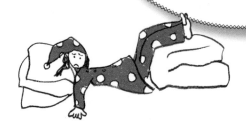

B."错觉失眠"型

民间流传着很多有关睡眠的说法，一般都认为是为了能有一个良好的睡眠，自认为正确而做了一些事，或是因为习惯不同而妨碍熟睡。本书所介绍的"睡眠减肥"介绍了很多具体的方法，从今晚起就可轻而易举地采用。所以，请务必落实到每天的生活中去，从而你会获得高质量的睡眠。

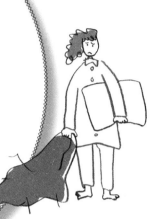

C."精神紧张失眠"型

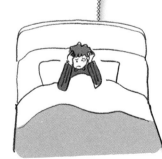

精神紧张是失眠的一大原因。掌控睡眠和睡醒节奏的脑中枢和感知精神紧张的中枢是一致的，所以就会产生如下相互间的关系，即精神一紧张，睡眠波就会紊乱，睡眠波一紊乱，抗压的能力就减弱。连现代病之一的忧郁症也被指与之有关，不可小觑。请务必在本书中找到适合你自己的减压方法。

我的睡眠减肥心路历程

从看不见出路的困境中解脱出来，半年狂减7公斤！

减肥所必需的是"睡眠"！

以前，工作忙、生活无规律的时候，曾经有过一不小心体重居然增加了7公斤的事！

现在回想起来应该是睡眠不足引起的，除一日三餐外，到了半夜，几乎每天都还吃巧克力、甜面包、拉面、披萨等。是西服告诉了我体形的变化。之前穿过的裙子穿不进了，摁扣儿扣不上了，拉链拉不上了！不单是发胖了，而且变得容易感冒，皮肤也粗糙不堪，甚至还加剧经前综合征（PMS）。因睡眠不足而每晚做噩梦，害怕做梦又睡不着，形成了如此这般的恶性循环。

我想"这样可不行"，于是去健身房、美容院，尝试高档化妆品等，均无效果。也试着改善饮食，谁知竟然反弹了。正当每天身心都疲惫不堪时，妈妈说了这样一句："睡眠状况好吗？"

对了，说起来只有睡眠还没得到任何改善！于是我的睡眠减肥法就拉开了序幕。

肥胖是因为不正确的睡眠

起初是自学减肥，自从调整了睡眠后，身体状况和肤质很快得

4

到了改善，实在令人吃惊。可喜的成果是经前综合征（PMS）减轻了，在一年左右的时间内，体重减了10公斤！

　　原来肥胖的原因是失眠。我的亲身感受是睡眠和减肥有很大关系。睡眠的质量会严重左右身体状况。

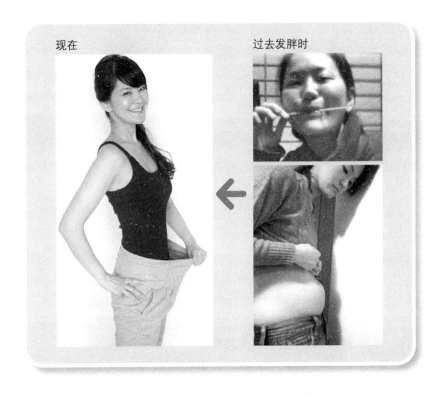

现在　　　　　　　　过去发胖时

如能熟睡……就能成为健康瘦美人！

①高质量的睡眠，能产生具有瘦身效果的"2大瘦身激素"！

　　所谓的"2大瘦身激素"就是生长激素和皮质醇，生长激素参

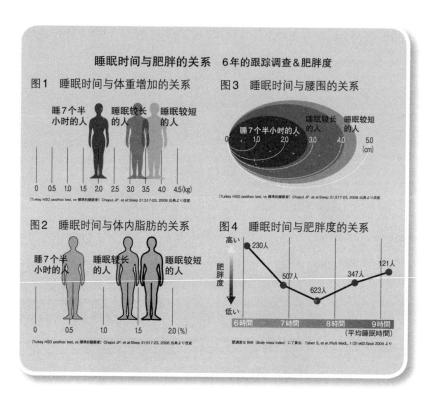

睡眠时间与肥胖的关系　6年的跟踪调查＆肥胖度

图1　睡眠时间与体重增加的关系

睡7个半
小时的人　　睡眠较长
的人　　睡眠较短
的人

0　0.5　1.0　1.5　2.0　2.5　3.0　3.5　4.0　4.5(kg)

(Turkey HSD posthoc test, vs 标准的睡眠者) Chaput JP. et al:Sleep 31;517-23, 2008 出典より改变

图3　睡眠时间与腰围的关系

睡7个半小时的人　　睡眠较长
的人　　睡眠较短
的人

0　1.0　2.0　3.0　4.0　5.0 (cm)

(Turkey HSD posthoc test, vs 标准的睡眠者) Chaput JP. et al:Sleep 31;517-23, 2008 出典より改变

图2　睡眠时间与体内脂肪的关系

睡7个半
小时的人　　睡眠较长
的人　　睡眠较短
的人

0　0.5　1.0　1.5　2.0 (%)

(Turkey HSD posthoc test, vs 标准的睡眠者) Chaput JP. et al:Sleep 31;517-23, 2008 出典より改变

图4　睡眠时间与肥胖度的关系

高い
肥胖度
低い

230人
507人
623人
347人
121人

6時間　7時間　8時間　9時間
（平均睡眠時間）

肥満度は BMI (Body mass index) にて算出。Taheri S, et al.:PloS Med., 1 (3):e62.Epub 2004 より

与促进代谢和肌肉合成,皮质醇能分解脂肪和糖类,从而使人保持不易发胖的体质。

②协调自主神经,平衡优化食欲!

养成有规律的晨起夜睡的生活习惯,自主神经就得以协调。从而调理食欲中枢,进而控制多余的进食。

③醒来神清气爽,可提高白天工作的活力!

只要保证熟睡,就能够按时醒来,从早上起来开始,一天都充满活力。保持运动,可以改变体型,并进入到晚上熟睡的良性循环之中。

失眠……变成病态胖子！？

① 如果睡眠不足，控制食欲的平衡激素就会被打乱！

睡眠不足→控制食欲的"瘦素"的分泌降低→增加食欲的"生长因子"的分泌增加→食欲增加→暴食→肥胖现象就螺旋形上升。

② 体力和基础代谢下降就难以瘦身！

睡眠状态时全身的新陈代谢最活跃。如果失眠，肌肉的合成就不畅通，基础代谢也会降低，体重也就不易减下来。

③ 睡意蒙眬容易引起不吃早餐和晚餐暴食！

起床时强烈的睡意是抑制食欲的罪魁祸首。不吃早餐的概率增加，就会引起晚餐吃得很多，导致变胖的趋势。

睡眠是最简单有效的减肥方法。请"仍不知正确睡眠"的你打开本书，让我们一起朝着熟睡、不易发胖的体质努力！

我的人生发生了如此的变化！

"人生因睡眠而改变"的10个案例

— 怎么也减不下来的**体重**半年减了**7公斤**！

— 即便是夏天手脚也会疼痛的重度**畏寒症得以改善**！基础体温也有所上升！

— **过敏症得以改善**，被夸皮肤变好！

— 皮肤光泽度大幅改善，拥有了梦想般透明的**润白肌肤**！

— 以前每月要发2次烧，如今免疫力得以提高，从此**告别感冒**！

— 告别了消极地气馁和哭泣等习惯，**身心俱健**！

— 告别了**生理前**的身心不适，总能保持最佳状态！

— 总是充满斗志，干劲倍增，活动范围和活动能力都大为提高**周围人的评价有了180度的大改观**！

— 消除精神疲劳后，**消除了糖类依赖症，便秘也随之痊愈**！

— **集中力及注意力等达到最佳状态**，一旦有事能作出正确的选择，每天都精力充沛。

第1周

认识发生改变！

每当翻开新的一页，
你的认识会悄然改变！

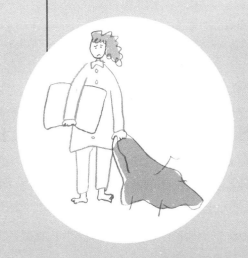

第1天

转换照明光线，
促进德古拉激素的分泌

促进睡眠激素分泌有益美容

促进睡眠激素"褪黑素"的分泌能给人带来高质量的睡眠。每当夜晚来临，生物钟就会给身体发出信号"现在是晚上了"。于是，大脑的脑上腺就会把血清素转换成褪黑素分泌出来，开始做睡眠的准备。随着夜色加深褪黑素分泌变得更加活跃从而发挥重要作用，如同德古拉激素般的褪黑素是健康和美容不可或缺的"惊异的返老还童激素"。这种人们熟知的有惊异抗氧化作用的"抗衰老激素"，能清除体内的自由基和活性氧等多种有害物质。此外，它还具有促进"生长激素"的分泌等优异功能，而"生长激素"是把睡眠时间转变成减肥时间的关键激素。

可是，由于睡前灯具光线调整不当，就有可能遏制德古拉激素的分泌。睡眠质量和光线密切相关。尤其是照度和色温。色温是衡量物体燃烧时颜色变化的尺度。太阳光是接近淡蓝色的白光，是高色温光的代表。我们日常使用的日光灯发出的光也是高色温光。它能让人情绪高涨、具有提高思考力的功效。

照度的单位用"勒克司"表示，燃烧一支蜡烛大约相当于1勒克司的亮度。我们房间的天花板上通常都装有足以照亮整个房间的灯具,这类灯具的照度大约相当于500 ~ 700勒克司。而光线的照度超过500勒克司就会减少褪黑素的分泌,因此从今往后临睡时应尽可能避免使用这类灯具。

可见,照明的切换极其重要。烛光、晚霞光波较长,色温低,能让人平心静气、很自然地进入睡眠状态。**睡前1小时左右,就应把照明灯具切换到低照度和低色温的状态。** 使用可调灯具、间接照明、芳香蜡烛等,让房间充满幽暗的暖色光。让身心放松,使其进入充实的睡眠中,第二天早晨醒来显然感到大不一样。

一句"晚安"胜过任何短信

如今是手机不离手的时代。起床后自不必说,上床时也拿着,睡前与朋友、恋人互发短信,这样的人肯定不少。

但是,这种行为非常不利于熟睡。英国爱丁堡睡眠中心的研究结果表明,**睡前若看短信,就如同喝2杯咖啡般地兴奋,会引起失眠。** 不仅阅读和思考本身引发大脑处于运行状态,而玩手机比这两种活动更能带给大脑光线的刺激,引发大脑兴奋。

特别是智能手机,不仅屏幕的照度和色温高,而且因为屏幕较小,距离脸部仅有30厘米,更容易使人精神集中。越接近光线,大脑就越兴奋。手机放在手边,就会引人分心。所以,建议别把手机放在卧室。

今后,还是不用短信,而是打个电话,互相说声"晚安"有利于睡眠,其实,这也是心灵沟通的好方法。高质量的睡眠,有利于分泌出德古拉激素,每晚酣然入睡,可使你成为优雅而又充满活力的女性,并使得人际关系、恋爱、工作样样顺利。

此外,由于工作的原因,晚上不可避免地要打开电脑时,要设法调低屏幕的亮度,或使用阻截蓝光的眼镜降低亮度。普通的墨镜也有一定的效果。想看的电视节目也尽可能先录像,过后再欣赏。若有想及时获取的信息,可以选择听收音机。

需要特别注意的是要尽量避免晚上出入诸如便利店之类场所。晚上7点的超市照明度可达1 800勒克司,深夜11点的便利店的照明度可达1 600勒克司。回家途中即便没事也会随便走进店内,这样刺激性的强光不仅使大脑兴奋,而且还容易使人无意识间买些多余的零食,所以,这不论是对熟睡,还是对减肥,都是非常有害的。

充实睡眠的核心时间

美肤的黄金时间是从22点到2点……
这个信息已过时了！

　　在睡眠过程中为保养容颜和健康大显身手的是"生长激素"。生长激素被誉为"天然美容液"，是优雅瘦身的关键物质。它能促进皮肤细胞的新陈代谢，促进肌肤和毛发再生，有助于雌激素分泌，对维持女性形体和肌肤弹性等起到重要的作用。强行的减肥即便使体重降低了，但也会让肌肤失去光泽而显得衰老，这样就不能说是减肥成功。生长激素拥有实现"优雅地瘦身"的能量。

　　在睡眠过程中生长激素的分泌量占一天中总分泌量的70%。生长激素不仅能促进骨骼和肌肉的生长，提高人体免疫力，还发挥着消除疲劳和修复细胞的功能。**生长激素的分泌，主要集中在刚入睡的非快速眼动睡眠的三小时里，这段时间是生长激素分泌的"骤雨时段"。**不管几点睡这都不变。过去人们常说"22点到2点之间的睡眠最重要"，其实大可不必过于拘泥。更重要的是怎样使从入睡起这三个小时睡得充实。

　　这时"0点"这个时间点最为关键。在第1天的内容里也提到过，褪黑素也能促进生长激素的分泌。由此可见，最理想的状态是，在褪黑素分泌的峰值时段"0点到3点",与生长激素的"骤雨时段"能重合。这两个时段的重合,能高效地保养身体,那么健康的"苗条美人"就离你不远了。

有效地利用激素交替工作的特性

我们还需了解"皮质醇"这种激素。皮质醇能生产睡眠中生命活动所必需的能源——葡萄糖。由于葡萄糖储存于肝脏中,参与调节人体生理节奏,于是人体就会自然醒来。另外,皮质醇能把脂肪转变成能量,对睡眠减肥很有效,也是预防肥胖的重要激素。

但是,一旦皮质醇和生长激素的分泌重叠,皮质醇就会抑制生长激素的功效。所以,**建立生长激素和皮质醇的"交替工作"状态才是上策**。凌晨3点起皮质醇开始大量分泌。先前讲过"0点到3点"是生长激素和褪黑素的分泌峰值,峰值过后,皮质醇就变得活

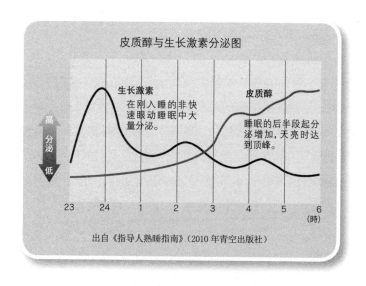

皮质醇与生长激素分泌图

出自《指导人熟睡指南》(2010年青空出版社)

跃起来,形成如此的交替工作状态,使各种激素发挥最大的效用。

若是考虑到减肥的节奏,0点到6点是睡眠的关键时段。从量来说,睡够覆盖这个时段的7个到7个半小时的睡眠时间最为理想。

如果睡眠不足,皮质醇在大白天也会持续分泌。这样一来,胰岛素的作用就会受到干扰,导致血糖值上升,积存于体内的葡萄糖和脂肪的分解就受到抑制,从而降低代谢功能。另外皮质醇分泌过多就会降低生长激素的作用,导致肌肉生长慢、脂肪易堆积等不良后果。

睡眠不好是导致肥胖的原因之一。过去有句老话说"能睡的孩子长得壮",而现在要说"能睡的大人身材好"!

第3天

睡觉时把窗帘
拉开10厘米缝隙

起床后,首先仰望天空

包括人类在内的很多动物,把日出到日落的这段时间视为"活动期",把日落到日出的这段时间视为"休息期"。太阳的升起和落下是因为地球绕着太阳公转和自转的缘故。人和动物的活动与睡眠的节奏是遵照地球的自转周期而形成的,我们把这称之为"昼夜节律"。

最近的研究结果表明,我们的生物钟是24小时11分。比地球自转周期24小时略长,之所以我们还是按照24小时周期在活动,那是因为每天早上起床时受到阳光的刺激,生物钟就会重新调整的缘故。

人类的生物钟位于两眼间的大脑深处。所以起床后首先仰望天空吧。充满双眼的阳光,经由视网膜下丘脑通路传给生物钟所在的视交叉上核。只有当阳光的刺激输入大脑后,我们体内的生物钟才能恢复正确的节奏。

这时,脑上腺就会接到信号,睡眠激素即褪黑素就会停止分泌。大约15小时后再次分泌。就如同安装了"预约开关"般,形成"从见到早晨第一抹阳光开始,过了15小时后又想睡"的固定模式。令人惊讶的是,晚上的睡眠在当天早上就被设定好了。我们应该充分利用这个生物钟体系,让生活更加美好。

另外,生物钟不仅参与制订睡眠和醒来的时间,而且也与内分泌、体温、血压、神经活动、代谢、免疫等所有的生理机能有关。早上的阳光能刺激交感神经,调整呼吸节奏,还能促进消化机能的提高。

即便是下雨天,也别忘了眺望窗外

起床时的阳光能让我们一整天都精神饱满。光线的亮度超过2 500勒克司就足够了。晴天时室内光线的亮度就有2 500～3 000勒克司左右,而室外能达到10万勒克司。即使是阴天也有1万～2万勒克司。

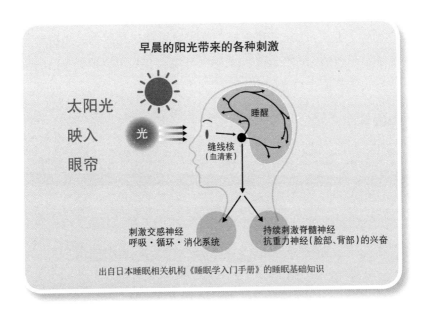

早晨的阳光带来的各种刺激

太阳光映入眼帘

光

缝线核（血清素）

睡醒

刺激交感神经 呼吸·循环·消化系统

持续刺激脊髓神经 抗重力神经（脸部、背部）的兴奋

出自日本睡眠相关机构《睡眠学入门手册》的睡眠基础知识

即使是雨天，只要眺望窗外就也会收到很好的效果。起床时如果天还没亮，那就尽量在明亮的灯光下吃早饭。在上下班的电车里，要有意识地靠近车窗以便能沐浴到自然光，因为这样做能提高人体的活动意欲。

把窗帘拉开10厘米缝隙就有了"朝阳闹钟"！

"早晨天光渐亮，卧室也随之明亮起来"这样的理想环境能让人惬意地醒来。如果给卧室窗户挂上有网眼的花边窗帘，能让朝霞照进卧室，那么睡醒时就会心旷神怡。

遮光窗帘会遮断光线，身体无法感知"早晨了"，也就无法顺利地醒来。如能不拉窗帘睡那是最好不过了，可会让人没安全感，也有人不喜欢紫外线照在脸上。那么你可以在就寝前，把脚边的窗帘打开10厘米左右的缝隙，那是绝对没有问题的。

对于上夜班的人，建议使用遮光窗帘。这是因为遮光窗帘能在卧室里营造出和夜间相同的睡眠环境。我们可以根据自己的生活方式选择适合自己的窗帘。

第4天

养成起床后
喝杯水滋润身体的好习惯

睡觉过程中，身体会发干

在睡觉时，人都会出汗，一晚上的出汗量大约一玻璃杯（200 ml）。除了出汗以外，从呼吸和肌肤中也会流失水分，而睡眠过程中又不吃不喝任何东西，所以血液中的水分会不断减少，黏稠性就会逐渐增加。

起床时即使不感到口渴，发干的身体也会渴望水分。所以早晨起床后首先要喝一杯水，来补充夜间流失的水分，以降低血液的黏性，促进血液流动。

此时重要的是喝"常温水"。不管是任何季节，我是绝对不把水保存在冰箱里的。如果冰水流进体内，会导致内脏发冷，从而降低代谢。

睡觉起来后喝1杯常温水。事实证明，虽然是简单之事，可能让细胞水润而充满活力，你会觉得神清气爽。另外常温水还能刺激肠胃蠕动，有利于大小便畅通，可见起床后的一杯常温水真是好处多多。

摄取水分的黄金法则

虽然有很多人认识到了水分的摄取对身体很有必要，但并不是胡乱地大喝一通就可以的。

据说成人在一天中，通过出汗、呼吸、小便、大便等所排出的水分大约为2～2.5 L左右。人只要活着就会如此。

一日三餐所摄取的水分大约为700 ml，体内营养燃烧时产生的水分约300 ml，这样算来，还需喝1～1.5 L的饮用水来补充不足的部分。但是，为了减肥而节食，甚至只喝水的做法完全就本末倒置了。如果不好好吃饭只是一味地补充水分，水分摄入过量，就会导致营养失衡，引起浮肿。这对健康和美容毫无益处。

要想食用有汤水的食物，"一汤三菜"的搭配最理想。从饭和菜里都能补充水分，汤也完全可以填饱肚子。而意大利面和面包这类面食水分含量少，吃着吃着就容易想喝饮料，就易过量地摄入水分。

如果进餐时过量地摄入水分，咀嚼的次数和唾液的分泌就会自然地减少，消化能力就会下降。较好的办法是在两餐之间摄取水分。喝水的方法也有讲究，**不要咕噜咕噜地豪饮，正确的方法是把150～200 ml分量的水分几次慢慢地喝下去**。人的体内，血液中95%、肌肉中75%，甚至脂肪和骨骼中15%～20%都是水。让我们正确地掌握摄取水分的方法，身体滋润心情舒畅地过好每一天吧！

碳酸饮料的可怕误区

最近流行喝碳酸饮料。碳酸饮料的气泡是由二氧化碳所产生的，一旦摄入，血液中的二氧化碳浓度就会升高。这样身体里的氧含量就增加，它有促进血液循环，促进消化和利尿功能，以及消除疲劳等诸多优点。

但是，"碳酸对身体有好处"这种轻率的认知要是蔓延开来的话是很危险的。其实只有无糖"汽水"才有上述良好的效果。**而在那些塑料瓶装的碳酸果汁饮料中，含有大量的葡萄糖果糖，磨成粉末状装在盘子里的话就会堆成一座小山**。尽管0卡路里的饮料得到人们的追捧，但也并非不含糖分，喝完后血糖值就会急剧上升。务必请大家牢记，0卡路里的饮料不仅对身体不利，还会使人心情极其不稳定，是一种极可怕的饮料。

利用晨瑜伽和
晨浴能让身体彻底清醒

放弃晨跑！？

为了美容和健康，为了防止运动不足，大清早起来就振作精神出去跑步，或去健身房锻炼……但实际上，早晨是最不适合运动的时段。

理由有三：

① 体温尚未升至正常值。

② 大脑尚未完全清醒。

③ 无法顺畅地给肌肉和神经传达指令，身体还处于无法自如活动的状态。

如果在身体尚未完全准备好的状态下剧烈运动，就有可能引发心肌梗塞和脑梗塞。学生俱乐部的晨练其实对身体无益。不准他们在上课时睡觉

下犬式
※详细的做法请参照P118

实在有些勉为其难了。

建议大家早晨起床后做做瑜伽,有意识地放慢呼吸,放松身体,让身体自然顺畅地醒来。这样,你就会有一个好心情开始迎接新的一天的到来,做任何事情都感觉精力充沛。

经期的焦虑……不仅由激素引起,失眠也是原因之一

在经前和经期,黄体酮(黄体激素)很活跃,导致女性的基础体温上升。所以睡眠时深部体温没能得到充分下降,睡眠质量就会降低。晚上睡不好,白天就不想动,就会变得焦躁不安。

这时就要放松心情。而瑜伽就能温和地放松身体,促进血液循环。一旦血液循环畅通,就能轻松有效地控制经前想吃甜食、过饱的倾向。

5分钟的快速晨浴,让身体进入工作状态

瑜伽能让身体渐渐地出汗,之后洗个热水澡,水温控制在42～43℃之间。

早晨淋浴比喝咖啡更具提神效果,还能消除疲劳。放大水流,还能起到按摩作用。

晨浴时间不必过长,5分钟足够。因为是在短时间内就能轻易完成的事,所以即使早晨再忙应该也能做到吧。

睡眠中身体会释放出多余的热量,所以早晨体温会下降,会感觉冷。通常,人在睡醒前体温会升高,但睡眠质量差的人、自主神

经易紊乱的人、患有寒症的人起床时体温有时就不能上升到正常的温度。

冲个温水澡后,下降的体温能得以快速上升,能够完全唤醒身体和大脑。冲洗手脚和四肢以及全身,能更有效地促进血液和淋巴的循环。水流对皮肤的物理刺激会传给大脑,从而刺激交感神经,促使身体尽快清醒。

建议大家晚上最好洗全身或半身浴,而早晨淋浴最合适。因为全身浴会增加身体负担,使血压急剧变化,最好避免。

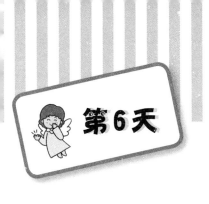

第6天

早餐要
多摄入水果和蛋白质

水果是美容和提神的最佳食物

早晨4点到中午12点之间，因白天的变动节奏能促使人体向外排泄。早晨人体内的净化功能和排泄功能会提高，食用新鲜水果后效果更佳！所以早餐务必常吃水果。

水果除了含有新鲜的维生素、矿物质外，还有不溶性、水溶性状态相互均衡的酶、有机酸、食物纤维等，因此如养成早餐吃水果的习惯，就能永远告别便秘。同时吃水果还能改善肠内环境，提高免疫力，收到美容美肤效果。

而且，水果可以整个儿吃，营养成分毫无浪费地完全进入体内，是补充营养的最佳食物。因此，早餐食用水果的美容效果更佳。

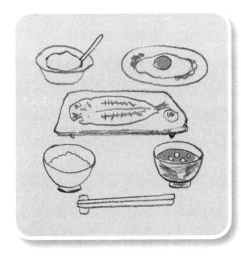

另外水果里所含的葡萄糖,是唯一能给大脑提供能量的物质。它能提高人的注意力和活力,从而提高工作和学习的干劲。

一个人日均水果摄入量应为150克左右。女性一个拳头大小的分量大约100克左右,相当于1～2个苹果,2～3个橘子。

早餐多吃富含优质蛋白质的食物

从晚餐后到早晨起床这段时间是一天中最长的断食时间。有很多人不吃早餐,可如果不吃早餐,体内约60兆个细胞中的计时基因就会捕捉到"饥饿危险信号",身体就会积攒能量。哈佛大学的研究表明,不吃早餐,就不易消耗能量。起床后,什么也不吃的话,中餐和晚餐后的体温就不会明显上升,导致热量难以散热。如果持续不吃早餐,身体就会处于一整天都不易消耗能量的状态。

如果正确地食用早餐,就有助于瘦身减肥。其中最需摄入的就是蛋白质。蛋白质能分解成氨基酸被人体吸收,转化成身体的肌肤和肌肉、内脏等器官的营养。摄入蛋白质而增加肌肉量,就能提高基础代谢功能,形成易燃烧脂肪的体质。

另外,蛋白质里所含的氨基酸即色氨酸,是血清素的原料,血清素这种神经激素能够使人体在白天保持充沛的精力。到了夜晚血清素就会转换成睡眠激素,即褪黑素,褪黑素能诱导人进入熟睡状态。

色氨酸无法在体内合成,必须通过饮食来摄取。肉类、鱼类、蛋类、豆类、乳制品等都含有丰富的色氨酸。像鲹鱼干和米饭加上味噌汤之类的早餐虽然搭配很棒,但对于没有吃早餐习惯的人来说难度过大,那么就从每天早餐喝点酸奶开始吧。

另外，在黑麦面包上涂上奶酪或纳豆在烤箱里烤一下，一份简单的早餐就好了。即便是忙碌的早晨也能毫不费事地吃到。香蕉和鳄梨也不错。

如果只采用简单的烹饪那就非鸡蛋莫属了。如煎荷包蛋、煎蛋卷、炒蛋等，无论怎么做都营养丰富。如果连这点时间也没有的话，还有一个方法就是前一天晚上煮好蛋，早餐时只要剥了壳就可以吃。**早餐时间最好和体内计时基因恢复工作节律的时段相符，起床后1小时之内吃早餐最佳。**

还有，早餐最好不吃高脂肪类食物。不但不易消化，更使蛋白质的吸收也缓慢，还会影响身体活力的提升。像夹心面包之类的食物就应尽量避免。

早晨如厕净化身体

宇宙的法则是以"出"为先

为了美容养颜常喝很多的补品和美容饮料,但如果体内的代谢物没有得到充分的排泄,就算喝再多也无法吸收必需的营养。如从"呼吸""出入口""give and take"等词语可以看出,宇宙的法则是万事"出"为先,不出就无法进。

我们的肚子温度有37℃,犹如盛夏般炎热。如果排泄不畅通,就如同生活垃圾放置在盛夏的酷热环境里。如果肠内脏了,会产生许多有害物质,就会繁殖出以这些污物为食的有害病菌。更有甚者,有害物质会混进血液里,在体内乱串,引起各种麻烦,严重威胁健康和美容。为了保持良好的肠内环境和摄取必需的营养素,就必须排毒。

平常的饮食对肠胃也有很大的影响。小松菜、菠菜、青菜等绿色蔬菜里的"叶绿素"能排除体内的毒素,要积极地摄取。海藻类和菌菇类也是健康食品,含有丰富的食物纤维,并且和其他食物也相配,不妨把它们也添加到你的食谱中去。

值得注意的是那些精制的白面。现已得知,常食用的面包和面类、披萨等面食,会削弱肠胃功能。还有含糖点心和清凉饮料,以及油炸食品、快餐等,它们会加重消化器官的负担,引发老化和糖化现象,应尽可能少吃。

睡眠不足也是引起便秘的原因?

好像很多人都不知道便秘与睡眠有关,现已得知睡眠不足会提高功能性便秘的发病率。

通常,在睡眠期间身体会做好排便的准备。就寝中副交感神经处于兴奋状态,肠道蠕动很活跃,大便就会被推到肛门口。如果这些功能的运行正常的话,早晨起床后就会顺利排便。

可是,如果睡眠不足,或者早晨匆匆忙忙地化妆打扮,不能从容如厕的话,便意就会消失。

每天清晨起床后必须保证3~5分钟的如厕时间。刚开始也许不顺利,也要强迫自己"姑且坐下"。一旦养成习惯,自然而然就会形成固定的排便规律。重要的是每天坚持,这样一来,早晨起床后身体自然就能知道"打扫卫生的时间到了"。

另外,我们还要经常目测检查大便,确认是否有大便干燥和腹泻等情况。检查大便是最简单的确认身体是否健康的方法。

按摩肠道,刺激其蠕动

对早晨排便困难的人来说,可以先在床上做做"肠道按摩"。如果对淋巴管加以有效的刺激,那么积存在肠道里的毒素就容易排出,淋巴也会畅通地流动,全身浮肿就会逐渐消失。

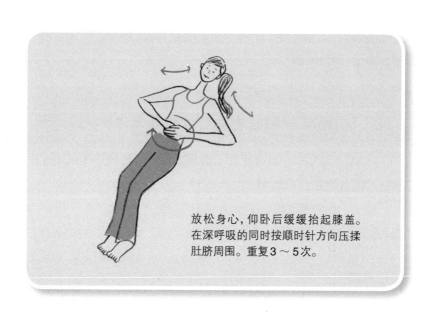

放松身心，仰卧后缓缓抬起膝盖。
在深呼吸的同时按顺时针方向压揉
肚脐周围。重复3～5次。

专栏① 做好睡眠记录，把握自己的睡眠状况

很多人对于自己平时做的运动、吃的料理、喝的补品等都能详尽地阐述，遗憾的是对自己的睡眠状况却不甚了解。

以前，流行"记录减肥"，把自己的用餐情况详细地记录下来。同样，记录自己的睡眠情况也有助于了解自己的睡眠倾向，从而能有效地把睡眠时间转换成美容减肥时间。

做睡眠记录，不单是记录几点睡几点起，而是把感到睡意的时刻和打瞌睡的时间等，全部有关睡眠的事项都像记日记般详细记录下来。最好把用餐的时间和吃药的时间、排便时间、是否饮酒、睡醒时的心情、体温、月经周期等事项也能记录下来。如能客观地把握自己的睡眠状况，比如，何时是浅睡，何时是深睡，自己的睡眠有什么坏毛病等等，就能了解自己的睡觉规律，及时准确地发现身体异常，这就是做睡眠记录的最大好处。特别是那些想通过睡眠来瘦身减肥的人，如果把体重也一并记录下来，这样才会有坚

31

持下去的动力。

先坚持两周试试。仅一周的话，临时会有一些活动啦聚餐啦等打乱平常的生活节奏，难以找出正确的睡眠规律。

刚开始可能会不断反省，随着记录时间的持续增加，对睡眠的认识会不断提高，你会在记录睡眠过程中发现喜悦和乐趣，那么睡眠也会随之进入良性循环。

只是，不要过于把精力集中到做记录上，那样容易感到疲劳，无法长久持续。如果"记录睡眠"的目的变成了单纯的"记录"，比如半夜醒来也想记上一笔，那样反而会睡不好。

也可以利用电脑来管理记录睡眠状况，建议大家有效地利用欧姆龙保健以及百利达出售的"睡眠测定仪"。把仪器放在床边，通过它的电波传感器，能感受到睡眠中极小的动作和呼吸，测量出浅层睡眠还是深层睡眠，有这种仪器非常方便。何时进入何种程度的睡眠状态、每天的变化情况如何，看看数据记录就会一目了然。

让自己的睡眠状态可视化，就能找到一个最适合自己的睡眠方法。

第1周　实测一览

你实际进行到哪一步了？回顾一下这1周所做的努力一起来做个测试吧！还没完全做到的人，不妨做到一定程度之后再进入第2周。

自测

☐ 照明灯具换成了偏暗的暖色调

☐ 能按时就寝

☐ 起床后仰望天空

☐ 早晨起来后喝常温水

☐ 坚持做清晨瑜伽

☐ 早餐做到吃水果喝酸奶

☐ 离家前上完厕所

第**2**周

身体状况明显好转！

便秘是否逐渐痊愈？
身体状况明显好转！

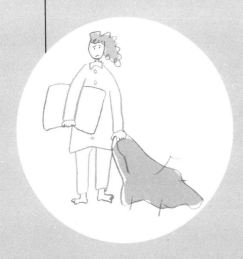

第8天

饮食的黄金法则

饮食的黄金比例为3∶4∶3

人体内也有时钟。即便没有明确的时刻,到了吃饭的时间肚子就会饿,到了晚上就想睡,这些就是这个时钟计时后发出的通知。

可是受到不同光的照射啦,或是吃饭的时间每天都没规律的话,这个时钟就会出现故障。如果不保持正常的生活规律的话,那么代谢功能就会受到损害,就会导致发胖,免疫力下降等,身体也就失去了维持健康的基础。

所以,保证一日三次恒定的用餐时间很重要。有了规律,才能保持身体健康并拥有优美的身材。

如果把一天的饮食总量分成10等分,那么一日三餐饮食量的最佳比例为"3∶4∶3",午餐分量最多。很多人容易掉入这样的陷阱:正在减肥,午餐还是少吃点吧……。午餐到晚餐之间的时间间隔很长,如果午餐吃不饱,下午就容易肚子饿,极易吃太多的零食,或是晚餐暴饮暴食。

早晨6点～7点间起床的人,最好在中午12点吃午餐。如果每天都能确保吃午餐的时间相同,那么推迟到下午1点左右也无妨。但是要注意午餐时间最晚不能超过下午2点,否则晚餐的时间就会随之推后。

另外,无论多忙,要养成确保一个小时左右午餐时间的好习惯。那些边玩电脑边吃饭的"边边食族"们,其注意力都集中在饮食之外,尽管暂时填饱了肚子,可大脑不能感知到足够的满腹感。于是有可能过后想吃零食。所以,吃饭的时候,一定要把注意力集中到食物上。充分发挥五官功能来体味美食的色香味、口感等,用充裕的时间来享受美食。当然和情投意合的朋友边"愉快地交谈"边用餐也不错哟!

食用油并非减肥天敌

可能有很多人为了减肥做菜时不放油,可是油是生存所必需的能量。只要调整好类脂质的平衡度,就能促进体内细胞代谢,如果用法得当反而不易发胖。如果类脂质不足会导致肠内干燥而引起排便不畅。

当然油的卡路里高是不争的事实。重要的是要了解正确的摄入方法。要保持人体所必需的类脂质和不宜过量摄入类脂质之间的平衡。

首先要摄取的类脂质是"n3系脂肪酸"。EPA、DHA含量高的青鱼、大马哈鱼、金枪鱼和核桃等食物里均含有此类油脂。这些脂肪酸在体内几乎无法合成,必须通过饮食摄取。它们不仅能促进代谢功能,还因能有效预防大脑老化而倍受关注,我们应该多吃。在外就餐的午餐菜谱里的"红烧鲭鱼套餐"和"生鱼片套餐",以及"盐烤鲑鱼套餐"等都是能为我们提供"n3系脂肪酸"的最佳菜肴。

液体油中的芝麻油和亚麻籽油里含有n3系脂肪酸。但这些食用油不耐高温、抗氧化能力差，所以不宜加热，最好生吃。特别适合于作腌泡汁和调味料，我一般用它直接浇在纳豆上拌着吃。为了防止这些油光照后易氧化，必须在阴暗处保存。

炒菜时，最好用耐高温且又不易氧化的橄榄油。但是要注意，炸过东西的油不能重复使用。已经用过一次的油虽然觉得有点可惜也务必要处理掉。

另一方面，不能摄取过量的"反式脂肪酸"。反式脂肪酸是人工合成油，外号"危险油脂"。制作甜面包和蛋糕中的起酥油及人造黄油、咖啡牛奶、炸薯条、油炸小吃、方便面里多含有这种类脂质。

这些食品食用方便、口感好，一吃就容易上瘾。但是这类食品在体内会产生大量的活性氧，消耗体内酶，加速肥胖和衰老。有报告称常吃这类食品还会引发特应性和变应性过敏等多种疾患，同时还会导致免疫力下降。

每天午睡20分钟

午睡威力惊人

古往今来，不论是谁，到了下午2点左右，体温就会下降，从而会有强烈的睡意。为了消除这个时段的睡意，各国都有其独特的应对措施。比如：美国有工作间隙喝咖啡的时间、英国有喝下午茶的时间、西班牙有午睡时间、日本有吃点心时间等。

但是最近人们重新认识到：与其想方设法强行消除睡意，倒不如索性睡个午觉。最近的研究表明，午餐后睡15～20分钟，能快速消除大脑疲倦，提高下午的工作效率，还能帮助缓解长期积累的睡眠不足。美国把午睡称为"power-nap"，据说午睡作为工作中恢复脑力和体力的高效商务技能，已得到行政部门的广泛认可。

通常认为，20分钟午睡的效果要明显高于夜间睡眠。如果让我们半夜睡"20分钟后起来"，会觉得像受酷刑一样难受，可中午就很轻松，睡20分钟午觉醒来后觉得神清气爽。

午睡不仅能提高下午的工作效率，还能预防老年痴呆和忧郁症，还能降低血压，对提高日常生活质量起到很重要的作用。但是以下两条规则必须遵守。

一是不能超过"15～20分钟"的时间。如果午睡时间过长

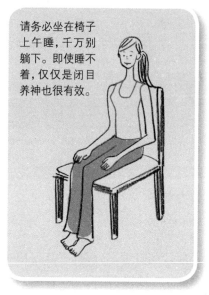

请务必坐在椅子上午睡，千万别躺下。即使睡不着，仅仅是闭目养神也很有效。

会引起"睡眠惯性"现象，醒来后会有强烈的困倦感，反而会加重身体负担。

另一个就是午睡时间不能超过"下午3点"。如果超过下午3点，就会影响到晚上的睡眠质量，效果适得其反。

午睡的方法就是"坐在椅子上闭上眼睛"，就这么简单。没必要特意把房间光线调暗。即使是休息日在自己家里也绝不要躺在床上午睡。

切记，坐着午睡是硬规则。一旦躺下就容易进入深度睡眠状态，很难做到睡15分钟就起来。

给坐办公室的人推荐一个午睡的好方法就是，午餐后，摄入一些含咖啡因的食物，如喝点咖啡或绿茶，或者吃一片巧克力等，刷完牙回到自己的座位，趴在桌子上闭目养神15～20分钟。因为咖啡因要在摄入30分钟后才开始有效，正好在午睡醒来后咖啡因开始发挥作用，这时你会觉得头脑清醒。

午睡后清醒的大脑能让身体在整个下午都充满活力，同时，疲劳物质会不断在大脑积存，于是夜晚就能有个很充实的睡眠。

"精神食粮"有助于瘦身减肥

有人为了避免发胖，过于片面地认定吃这个也不行，吃那个也不可,想吃的也强忍着不吃,那只会导致减肥失败。不妨偶尔适度地享受一下自己最爱的甜食和美酒,以便能让自己的减肥计划长期坚持下去。

虽然每天都奖赏自己一块蛋糕之类的事情有待商榷,但是一些特别的日子或工作特别努力的那天可以适当解禁。

平常的下午茶时间可以考虑吃一些较为健康的酸奶和水果。当出现"吃什么都行就想吃东西""有点嘴馋"的时候,建议吃些干果或坚果。干果水分少,含有营养价值丰富的食物纤维,坚果含有丰富的优质类脂,两者均很有嚼劲。

精神压力是罪魁祸首。过于苛求自己,反而会让自己身心疲惫不堪,过着毫无情趣平淡无聊的日常生活,这无疑是本末倒置。

人生只有一次!让我们尽情地享受生活的乐趣吧。

常做节律性运动,促进血清素分泌

为动而休,是人体"体内平衡"的功能

控制睡眠的是"生物钟"和"体内平衡"这两大机制。生物钟通过大脑管理着以一天为单位的睡眠节律。困了就想睡、睡醒了就起来,如此周而复始,这就是生物钟的工作。

体内平衡就是维持身体的恒常性。为了不使大脑发生系统故障,给其设置好了程序,就是让大脑工作一段时间就要休息。简言之"为了能够再次精力充沛地工作,累了就要睡觉,让身体得到休息",这就是体内平衡的功能。

我们人类借助于体内平衡,无论去多么热的地方,无论有多大精神压力,也不至于会很快死去。当内部和外部的大环境发生变化时,人体就会保持一定的状态来抵御其变化。比如,气温升高就会出汗,出汗就能降低体温,在我们不知不觉中体内平衡一直守护着我们的健康。

当人们疲劳时,大脑就会很自然地积存催眠的物质,就会对睡眠中枢发出"想睡觉"的要求。早晨起床后即使精力充沛,但是经过一天的劳作体内积攒的能量会逐渐消耗,体内的疲劳物质会慢慢堆积,当疲劳到达极限时,支撑身体活动的能量就会降低,我们就会发困想睡。

用手机打个比方,早上充满电的电池,到了晚上就所剩无几了,渐渐就没电了。与此类似,我们人类工作一天,为了维持第二天的正常工作,有必要通过良好的睡眠来对消耗殆尽的大脑和身体"充电"。

反过来说,"累得彻底"也很重要。如果白天活动太少,到了晚上就不容易产生睡意。所以我们要保证睡眠质量让脑内物资"血清素"得以充分分泌,从而让我们有充沛的体力和旺盛的工作热情,让白天的工作效率发挥到极致。只有这样,当我们略感疲倦时,体内平衡就会说"让我休息一下吧",这样不仅能大幅提高睡眠质量,也能收获显著的瘦身效果。

简单易行的节律性运动

血清素由以蛋白质里所含的色氨酸为原料在大脑中生成,阳光和"节律性运动"能促进血清素的分泌。

提到"节律性运动",并不是要我们经常去跳舞。在日常生活中,还可以列举很多节律性动作。最省事的就是"咀嚼"。消化-吸收所消耗的能量即"饮食诱导性代谢"功能,它消耗的能量约占总能量的10%,而咀嚼能提高"饮食诱导性代谢"功能。咀嚼还能促进唾液分泌,唾液中的消化酶即"淀粉酶"有明显地促进消化的效果。如果消化酶自身功能提高,代谢酶就能促使代谢功能的提高,从而实现瘦身减肥效果。

充分地咀嚼还能刺激大脑的饱腹中枢,即使吃少量的食物也能有饱足感。这是因为咀嚼东西的动作传给了大脑,体内就会分泌出一种叫做"组胺"的能控制食欲的物质。因为富含食物纤维的根菜类食物、杏仁等种子类食物有嚼劲,会增加咀嚼次数,建议常吃。

吃一口东西尽量**咀嚼30次,至少也要15次**。因为产生饱足感需要15分钟时间,所以多咀嚼一会儿也有助于防止吃过量。

除了多咀嚼以外,还有深呼吸、爬楼梯、刷牙、洗脸、嬉笑等,这些都是有节律性的动作。我们走路的时候也可以有意识地甩开双臂大步走。

另外,我们在日常生活中也可以有意识地开发一些节律性动作。如做菜的同时反复地踮起脚跟进行脚尖着地的动作,一边看电视一边反复地握拳然后张开五指的动作等等。如果白天血清素分泌不够充分,那么到了夜晚褪黑素的总量就会减少。如果白天有意识地多做一些节律性动作,那么每天都会心情舒畅,充满活力。

晚间不喝含咖啡因饮料

晚间喝含咖啡因饮料会影响睡眠

众所周知,喝咖啡有助于消除困意。除咖啡外,红茶、绿茶、乌龙茶、焙茶、可乐等均含有咖啡因。还有一些所谓保健营养的能量饮料也含有咖啡因成分,利用咖啡因的亢奋作用提神醒脑。

当人体出现疲劳时,被称为睡眠物质的疲劳物质就会积存于大脑,并作用于睡眠中枢而诱发睡眠。睡眠中枢的主要作用是让劳累的身体通过睡眠得到休息,从而恢复脑细胞的正常功能。但是咖啡因会直接干扰睡眠中枢的这种功能。

研究表明,喝1～2杯含咖啡因饮料后过30分钟左右,咖啡因开始发挥亢奋作用。成年人会持续4～5小时,老年人持续时间更长。

咖啡因具有提高脑代谢、醒脑提神功效,因此,想让头脑保持清醒时,想集中精神专注于工作时,喝杯咖啡会很有效果。但"早晨醒来先喝一杯咖啡来清醒头脑"的做法有待商榷。因为咖啡因有很好的利尿效果,会把必要的矿物质也一并排出体外,所以起床后先喝咖啡的做法并不可取。应该先喝杯水调整好身体之后再喝。

为了不影响睡眠,傍晚以后尽量不喝含有咖啡因成分的饮料,**最好喝香草茶**。因为各种香草都有缓解精神紧张、平心静气的作用。

例如,广受欢迎的薰衣草、德国洋甘菊就是有精神安定作用的香草。另外,缬草、圣约翰草有稳定情绪的功效,适合精神压力大的人服用。

在不含咖啡因的健康茶中,路易波士茶(以原产于南非的名为路易波士的红灌木植物为原料制成)、苦瓜茶、荞麦茶、甜茶等都不错。我给嗜好咖啡的人们推荐一种深受孕妇喜爱的"蒲公英咖啡"。

有人说喝热牛奶也有助眠效果,其实这种说法缺乏科学根据。如果想通过喝牛奶助眠的话,至少需要喝半桶牛奶才会有效果。喝温的东西的确能提高睡眠质量。但是,从减肥的角度来讲,喝香草茶和白开水等不含热量的饮品比喝类脂质含量高的牛奶效果更好。无论如何也想品尝一下牛奶的奶香味时,那就喝杯原味豆浆吧。

摄取过多咖啡因会引发"不安腿综合征"

咖啡因除影响睡眠之外,还有使人身体发冷的缺点。据说约7成现代女性都患有寒症。如果不加以改善,无论做什么事都会受到影响。身体发冷会导致自主神经功能紊乱,进而导致内脏器官易疲劳、血液循环不畅,最终致使人体代谢功能下降。这样一来,体内多余的水分及代谢物不易排出,人就容易发胖。

此外,咖啡因还会破坏体内铁质导致贫血而使人感到浑身乏力。再加上寒症的影响,不仅白里透红的美肌遥不可及,还会使皮肤变得松弛、起皱纹、无光泽。

最近,女性中"不安腿综合征"的发病率在不断增加。英语称之为"restless legs"。症状在睡觉休息时出现,是以下肢深部虫爬样、瘙痒等多种痛苦感觉为主要表现的发作性疾病。想躺下睡,可是觉得腿骨上就像有蚂蚁爬似的瘙痒刺激感,不活动简直难以忍受,根本无法入睡。"不安腿综合征"的很大原因是缺铁。有报告称,此症状在过量摄入咖啡因的人群中常见。平时可以采取补铁、不摄入咖啡因、睡前按摩等措施来应对,但最好还是去看医生。大多数人都认为这不是病而不去医院,其实这也是一种实实在在的睡眠障碍。病名听上去挺可爱,可是当事者每天都会过得很痛苦。所以,一旦出现这样的症状,请立刻去医院找医生诊断和治疗。

第12天

在"禁止睡眠时间带"
做适度运动

手脚是身体的散热器

人类的体温分为身体表面的"皮肤温度"和身体内部的"深部体温"两种,二者温度不同。其中,"深部体温"由体内生物钟控制。

当室外气温下降而手脚感到寒冷时,手脚的皮肤温度降低,来保持深部体温正常。相反,手脚暖和了,深部的热量就向外部释放,深部体温降低。**当深部体温下降时人就会发困,所以让四肢暖和是提高睡眠质量的关键。**如果手脚末端血液畅通,那么血液温度就会下降。而血液在身体里循环,进而就会使深部体温下降。也就是说,"手脚"起到类似于散热器的作用。婴儿在睡觉时手脚很暖和,也是这个道理。

民间流传的"头凉脚热"的说法就是一种快速入睡的好方法。它的原理是:把温度最高的头部漏在被子外面让头部保持凉爽使深部体温下降,盖好手脚让手脚保持暖和使末梢血管扩张,从而达到散热的目的。

运动的最佳时间是 18 ～ 20 点

一天中体温的升降有一定的节律，它和睡眠-睡醒的节律联动。**体温的最低时段是凌晨 2 ～ 4 点，最高时段是下午 6 ～ 8 点。** 总是 0 点睡的人，19 点左右的体温最高。

在 18 ～ 20 点这个时段人体的兴奋度最高，我们无法入睡。因此这个时段被称为"禁止睡眠时间带"。体温升高能促进血液循环，那么体力、体能和想象力都得以提高，因此我们的身体机能会发挥到极致。换言之，这个时间段最适合运动。

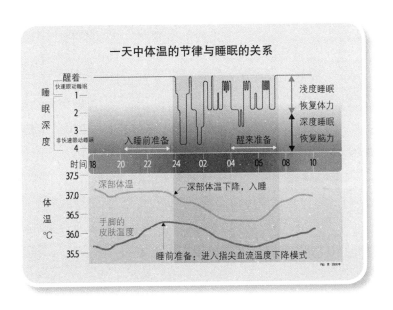

一天中体温的节律与睡眠的关系

惬意的运动能促进"多巴胺"这种被称为"快乐荷尔蒙"物质的分泌、控制食欲，所以对减肥有效。它还能起到缓和紧张、帮助入睡的功效，所以平时常运动的人比没有运动习惯的人更能进入到深度睡眠状态。

做运动最好是在黄金时段的18～20点。**把"无氧运动"和"有氧运动"组合起来做为好。**

特别给大家推荐屈膝下蹲运动。腿部肌肉约占身体肌肉的70%，增加腿部肌肉能有效提高基础代谢，从而使身体代谢旺盛，达到强身健体目的。正常呼吸，缓缓下蹲20次。习惯之后次数加倍。

屈膝下蹲做完后最好再步行20分钟左右。做完下蹲运动稍事休息后再步行也可以。如果是室外工作的人，可以在人看不见的地方做，下班回家时提前一站下车步行回家的话，运动量正好。慢慢养成习惯后，能促进生长激素分泌，睡眠减肥的效果也会倍增。

另外，在这个时段步行去超市买东西也是实实在在的运动。做家务时也可加入适当的运动，比如一边做饭一边做用力收紧臀部的运动，或者有节奏地踮起脚尖等。利用这个时段提高体温，能使醒着时和睡眠时的节奏张弛有度，晚上更容易入睡。

但是，运动要在晚餐前做完。晚餐后的肌肉疲劳会妨碍睡眠。另外21点以后做剧烈运动的话，体温会上升，交感神经处于活跃状态，使人兴奋得无法入睡，效果适得其反。因此要充分了解适合运动的时段和内容，养成良好的生活规律和习惯。

睡前4小时吃完晚餐

"晚餐后立刻睡觉"会引起失眠!?

加完班后回到家马上就吃晚饭,紧接着匆忙上床睡觉。有这种习惯的人应该不少吧。

体温降低才能引发睡意,尤其是大脑和内脏等的深部体温。如果人体深部体温不下降,就不能引发睡意,我们也就不能顺利地入睡。深夜饮食,或者吃不易消化的食物,内脏的消化活动会因此变得活跃,已经开始下降的体温又会重新升高。这样会使身体的睡眠节律失常,严重影响睡眠质量。所以请务必改掉"晚餐后立刻睡觉"的习惯。

另外,餐后血糖值会升高,进而影响生长激素分泌。这样一来,就无法有效地把睡眠时间变成体内自我维护时间。这种非"晚餐"而是"夜餐"的生活习惯,不仅无法让人体的代谢及排毒正常进行,而且会导致睡眠质量低下、疲劳累积到第二天的不良后果,形成恶性循环。所以,最理想的状态是晚上睡前4小时吃完晚餐。

此外,饮食内容也很重要。很多人下班回家后累得不想自己做饭,往往吃一些简单方便的快餐食品。其实这些加工食品对身体的危害超乎想象。不要奢望快餐食品营养丰富,它里面一定含有"磷酸盐"成分,反而会阻碍人体对锌的吸收,促使钙质流失。一旦缺锌,人就容易变得焦躁不安而情绪低落,还会引发味觉障碍及失眠等。给本就已经疲劳的身体再特意填充些影响身体、破坏情绪的物质,你难道不觉得很恐怖吗?

尽可能远离加工食品,晚餐最好有意识地吃一些不刺激胃的健康食物。想吃肉等不易消化的食物时,要把晚餐时间提前。套餐里的甜点请选择含有色氨酸的奶冻以及乳酪蛋糕等,而非含咖啡因的巧克力食物。

纳豆是晚餐的最佳选择

那到底何种食品适合晚餐食用呢?

我给大家推荐纳豆。说起纳豆,大家也许对它是早餐食品的印象会更深些。其实晚餐食用纳豆更能有效地改善身体机能。

从统计数字看,脑梗塞在天亮时发病率高。"纤维蛋白"是生成血栓的元凶。而纳豆上的黏稠状物质即纳豆菌生成的"纳豆激酶"具有溶解"纤维蛋白"、防止血液黏稠的作用。保持血液循环畅通有助于预防和改善寒症及肩酸,会使人觉得全身轻松。

纳豆激酶的功效能持续 8 ～ 12 个小时,如果晚餐食用纳豆,那么从就寝开始到第二天早晨都有效。**睡眠过程中,人体内的水分通过汗液和呼吸等流失,血液就变得黏稠易结栓,而纳豆激酶能起到防止血液凝固的作用!**另外,纳豆里维生素 B 族含量丰富,比如被称为"美容维生素"的"维生素 B_2"等,它们不仅参与代谢,还有稳定睡眠节律的功效。

纳豆是用大豆制作而成,富含"大豆肽",具有大豆本身消除疲劳和燃烧脂肪的功效。此外纳豆里还含有生成褪黑素的原料——色氨酸。大豆肽能提高身体机能，因此，早餐食用纳豆能使人从早晨起就充满活力，晚餐食用纳豆能够减轻疲劳，促使身体进入睡眠状态。

另外，纳豆中还富含与雌性激素具有相似功效的异黄酮，这对女性来说真是难能可贵。因此，女性在激素易紊乱的经前和睡眠质量易下降的经期更要多吃纳豆。

对睡眠减肥更有效的食用方法就是把葱切碎和纳豆拌在一起吃。葱里含有烯丙基硫醚，它能帮助我们得到熟睡效果。

第14天

摄入五大营养素
促进睡眠美容效果

本来在一日三餐中均衡地摄取营养是最理想的,然而现今的食品中的营养价值很低。我们还要配合正餐再吃些营养辅助食品,让身体有效摄入足够的营养。

此时要好好查看食品包装物上面的标签以及制造商的主页。尽量选择那些原料清楚可见、制造工艺明了的产品。现在是能够确保食品安全的时代,那么与"安全"相比,吃得"放心"更受到人们重视。

本章介绍几种有助于提高睡眠质量的营养物质,希望对大家选择食物和营养辅助食品有所帮助。

● **茶氨酸**

众所周知绿茶中的茶氨酸具有安眠功效。有报告称它还能缩短进入睡眠的时间,而且能让人熟睡不会半夜醒来。它还具有睡醒后快速振作精神的效果。

只是在喝茶的同时咖啡因也会一同进入体内,有时反而会让人睡不着觉。所以,最好还是以喝营养辅助饮料的方式来摄取茶氨酸,而且睡前喝效果最佳。

● **维生素 B_{12}**

维生素 B_{12} 又叫"神经维生素",它作用于大脑中枢神经,确保自主神经功能的稳定。所以它也具有稳定睡眠节律的功效,能使"快速眼动睡眠"与"非快速眼动睡眠"在整个睡眠周期中有规律地交替出现。它还具有保持大脑和神经机能正常的作用,是一种能够有效克服睡眠障碍的营养素。

在乳制品、猪肉(尤其是猪肝)、豆制品、鱼虾贝类等食物中都含有维生素 B_{12}。它能促进红细胞的发育和成熟、预防恶性贫血,所以有轻度贫血、肌肤血色不佳症状的人以及经期的女性应尽量多摄取。

● **烯丙基硫醚**

洋葱、香葱、冬葱等葱类,韭菜、生姜、大蒜等都含有独特的刺鼻味的"烯丙基硫醚",它被认为是具有较高镇静效果和消除疲劳效果的安眠剂。维生素 B_1 是碳水化合物代谢和消除慢性疲劳所不可或缺的物质,但它是水溶性物质,无法长时间留在体内。现已得知,如果维生素 B_1 和烯丙基硫醚一起摄入体内就能显著提高效用,使营养得以保留在血液中。所以

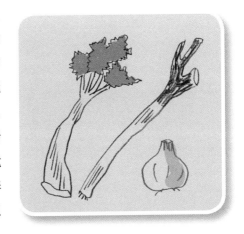

像"生姜煎猪肉"之类的菜是能够明显改善失眠症状的。

● 芹菜甙

芹菜甙是类黄酮的一种，是苦味物质里所含的芳香成分。它具有安神和改善失眠的效果。我们知道的芹菜的精华成分就是这种物质，但它主要存在于深绿色芹菜叶中，而淡绿色的茎部所含不多，所以芹菜最好连叶子一起吃，能起到消除烦躁、安定情绪的作用。在晚上饿得睡不着时可以选芹菜做蔬菜沙拉吃。

● 镁

镁是一种矿物质元素，在杏仁和芝麻等果实类以及海藻类食物中含量丰富。它具有调节体温和血压、抑制神经兴奋稳定情绪的作用。人体极易缺镁，如果不及时补充就会使人容易疲劳。当精神压力大时，人体对镁的需求量就会增加，所以多摄取镁元素能够有效缓解情绪焦虑。

专栏② 睡眠能大幅提高身体活力

　　"白天的活力"由大脑和躯体的状态决定。如何在集中力、注意力、交际能力等多方面都保持良好状态致力于工作、学习、运动和家务等日常活动对我们来说很重要。人生的三分之二时间是醒着的,人体之所以能在醒着的时间里充满活力,是因为我们有三分之一的睡觉时间。

　　很多人总是以缩短睡眠时间的方式做事情,那是本末倒置。减少两成睡眠时间使得人体活力也下降两成的做法毫无意义。据说熬一个通宵后第二天的工作能力会降低到平时的四成。岂止工作效率低下,还会损害身体健康,甚至可能引发事故。

　　酒驾被认为是大问题,可是我认为失眠不足的驾驶也是非常危险的。如果连续17个小时不睡的话,大脑活力就如同血液中的酒精浓度为0.05%时那样低下,即便没喝酒大脑也处于微醉状态。

　　每天"睡眠负债"的积累也会导致身体机能大幅下降。如同添加剂那样,会一点一点地削弱大脑的活力,是可怕的"无声杀手"。不但影响身体、降低活力,还会引起焦躁易怒、反应迟钝,加大周围人对自己的负面评价而陷入窘境。另外,还会让人变得不想活动而导致运动量锐减,于是就会致使褪黑素分泌不充分,陷入睡不着觉的恶性循环中。

如果睡眠质量高,大脑就能敏锐地工作,也不会糊涂犯错。工作效率提高后就会减少多余的加班,空出的时间就可用于自己的兴趣爱好和约会、学习,以及和朋友的聚餐等等,充分享受生活。

参加我的研讨会的学生中有位超过70岁的老夫人。在没意识到睡眠的重要性之前容易生病,精神压力似乎很大。自从改善了睡眠以后变得异常健康,连表情也日渐明朗,让人难以想像她过去竟是病弱体质。如今老妇人竟然还成立了自己的睡衣公司。

摒弃坏习惯、改善睡眠与年龄段无关。为了实现生活的意义、达到自己的目标,让我们通过"每天的高质量睡眠"来充实我们的工作和私生活吧。

第2周　实测一览

没有全部付诸实践也无妨!

从力所能及的开始一点一点付诸实践的话,身体就会有所变化。感到自己比以前有活力的人应该增多了吧?

自测

☐ 每天饮食的比例接近3：4：3

☐ 注意白天摄入优质油

☐ 坚持午饭后15 ～ 20分钟的午睡

☐ 一口饭菜尽量咀嚼15次以上

☐ 傍晚后尽量控制咖啡因的摄入

☐ 18 ～ 20点之间适当地做20分钟左右轻松的运动

☐ 晚餐经常吃纳豆

第**3**周

周围人的评价变了!

有没有人说你"皮肤好漂亮"
"瘦了?"

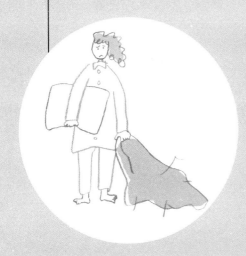

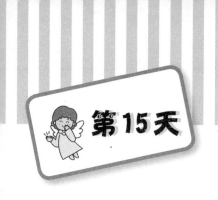

第15天

必须杜绝的两大恶习

不要被"酒精助眠说"欺骗

睡前酒又称"睡帽"，有人习惯于靠它诱发睡意。实际上一杯睡前酒有助于"熟睡"的想法大错特错!

乍一看酒的确很有威力。酒精具有调整兴奋的作用，让我们保持快乐的心情，缓和情绪以及促进血液循环，有暂时促使入睡的功效。

但是开心的晚酌必须在睡前2小时结束。因为晚酌会导致夜间睡眠质量失常。其主要原因有三。

（1）酒精的利尿作用。半夜想上厕所就会醒来，睡意渐渐消失。或者早晨早早就醒来，无法达到深度睡眠。

（2）酒精的兴奋作用。酒精进入肝脏后分解成"乙醛"，它会刺激交感神经，使睡眠状态处于"浅度睡眠"。另外在睡眠过程中肝脏被迫做分解酒精的工作，使得肝脏原本的维护功能减弱，身体得不到恢复。

（3）摄入酒精后，身体容易处于脱水状态而导致口渴。这也是半夜会中途醒来的原因。

进入体内被分解的酒精，约4小时后才会失去作用。睡前喝酒的话,随着血液中酒精浓度的增加,"快速眼动睡眠"和半夜醒来的几率就会加大。喝睡前酒不仅难以实现深度睡眠、影响睡眠质量,还会致使细胞中积攒的代谢物不能顺畅排泄而引起浮肿及慢性疲劳。

如果以催眠为目的饮用睡前酒成了习惯,那么,身体的耐酒精性就会提高、酒量增加,得酒精依赖症的可能性就会增大。从"喝酒容易睡着"发展到"不喝酒就睡不着"的地步就极其危险了。

如果嗜好睡前酒成为习惯的话,突然叫停反而成为精神负担。这种情况下,不妨改喝不含酒精的啤酒试试。大家都知道啤酒原料"啤酒花"具有镇静作用,在德国被当做治疗不安不眠症的推荐药物。另外麦芽里含有"GABA"这种 γ-氨基丁酸,它因能有效改善睡眠障碍、自主神经失调、更年期抑郁及初老期失眠等症状而受到关注。无酒精啤酒与含酒精啤酒的口感差异不大,也能体验到喝酒的气氛。如果深信"睡前酒＝熟睡",那么喝无酒精啤酒也会形成条件反射、起到助眠作用。

"抽烟 × 喝酒"的相乘效果关系图

比咖啡因的兴奋作用更甚的是香烟里的尼古丁。人体吸入尼古丁后会变得精神镇静、放松,其后尼古丁的清醒作用会持续数小时。所以通常吸烟者要比不吸烟者不易入睡,且睡眠时间短、质量差。

众所周知,与喝酒越喝酒量越大一样,抽烟的人也是越抽烟瘾越大。摄入的酒精量增加、麻醉作用增大,人就容易犯困。为能保持清醒,就要依赖尼古丁的清醒作用,于是不知不觉中手就伸向了香烟,构成了这样一种令人痛恨的相乘效果。

如果吸烟与喝酒导致睡眠质量下降,那么睡眠时间就变成"白白浪费",次日早晨会变得肌肤干燥、妆也化不牢,脸色不佳,肚子发胀,根本不想干活,还会焦躁不安……。香烟有百害而无一利。戒烟刻不容缓!

我们常听人说"戒烟后胖了",这是因为吸烟导致的血管收缩有所缓和、营养输送比戒烟前更加顺畅缘故,并不是有了赘肉而发胖了,是代谢功能提高的证据。不用担心,这可是离健康"瘦美人"越来越近的成果。

第16天

掌握正确沐浴方法，
发挥副交感神经机能

温水是沐浴的关键条件

要缓解身心紧张、让精神饱满身体舒适，采用能发挥副交感神经机能的正确沐浴方法，才能收到最佳睡眠效果。

能够促进睡眠效果的最理想的沐浴方法是泡在盛满温水的浴缸里，水温在夏季要达到38℃，冬季达到40℃。

洗温水浴的好处是能够让身体温度由外而内慢慢升高。体温上升的同时，能够促进皮肤及体内的血液循环。

良好的血液循环，能让新鲜氧和营养素遍及肌肤的各个部位，从而顺畅地排出代谢物。泡温水澡不仅能促进睡眠，对减肥、保养皮肤以及改善寒症都有明显效果。

不过，喜欢泡42℃以上热水澡的人，最好在睡前2～3小时完成。因为临睡前泡热水澡会导致身体发热、难以入睡，还会降低睡眠质量。另外，体温急剧上升、"肾上腺素"分泌加速，交感神经就会处于兴奋状态。如果大脑就像刚做过剧烈运动般兴奋，那么入睡时间就会推后。

即使是温水，如果在浴缸里加入生姜皮、日本清酒或者葡萄柚精油，也能让身体暖和起来。含碳酸气的泡澡剂也具有较高的促进血液循环功效，洗完澡后的保温效果也不错，建议大家使用。

人们通常一旦忙起来就会冲冲淋浴了事。建议大家最好还是要保留充裕的泡澡时间。

按摩睡穴提高效果

如果洗澡时经常适度地刺激穴位的话，身体就会形成夜晚容易入睡的状态。可以用手指按压穴位，也可以把莲蓬头开到最大挡用水流冲刷穴位，都有效果。另外市面上有各类穴位按摩器物销售，不妨买些自己中意的用用。

【具有催眠效果的穴位】

○ **百会穴**　百会穴位于头顶部，在左右两耳的连线和鼻子后脑勺连线的交叉处。按摩百会穴能放松心情，促进睡眠。

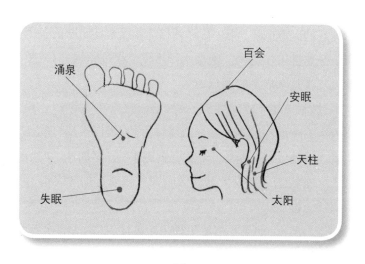

66

○ **安眠穴** 安眠穴位于耳垂后骨下方一指处。按摩安眠穴能镇定兴奋的神经。对改善睡眠不足以及睡眠质量低下很有效。

○ **天柱穴** 天柱穴位于从后颈部正中央凹处外侧大拇指一指处。按摩天柱穴能缓解肩酸病和颈部酸痛,还有催眠诱发睡意的效果。

○ **太阳穴** 太阳穴位于外眼角与耳朵之间。按摩太阳穴对头痛、眼睛疲劳、失眠等有效。

○ **失眠穴** 失眠穴位于脚底的脚跟鼓起的中心处。据说过去中国,有"上病下治,下病上治"的说法。意思是说治疗失眠的穴位不在头部而是在脚跟部。失眠是上部大脑,可取下面脚后跟的穴位来治疗。此处手指不太好按,建议使用穴位按摩棒等辅助工具。

○ **涌泉穴** 涌泉穴位于脚趾向内侧弯曲时凹陷处。按摩涌泉穴对消除疲劳和改善寒症有效。

第17天

下班后工作和
烦恼不要带回家里

无意中承受的"导致
精神紧张的四大根源"

常听人说"我可没什么精神压力噢!"但是,实际上在日常生活中我们每个人都在不知不觉中承受着各种精神压力。光、声音、温度、湿度、生活、工作、人际关系等等因素都是产生压力的诱因。

这些因素被称为"导致精神紧张的根源"。

"导致精神紧张的根源"大致分为四类(参照图表)。虽然适度的压力可以调剂生活增添情趣,但是,现代社会中大部分人都在一边与各种精神压力抗争一边过日子。**精神压力会打乱睡眠节律,而睡眠节律紊乱又会导致抗压能力减弱,如此形成恶性循环。**

建议在外努力工作的人"回家后不要打开电脑,把身体切换

精神压力的类别

物理方面的精神压力
气候变化、噪声、大气污染、受伤、缺氧等。

化学方面的精神压力
药物作用、营养不良等。

生理方面的精神压力
病毒等有害物质感染、饥饿、睡眠不足、疲劳等。

心理方面的精神压力
因人际关系和工作引起的不安、纠葛、紧张等。

成非工作模式"，让持续工作的大脑和身体得到放松，留出时间犒劳一下自己。

精神压力聚积会导致身心状态不佳，因此半夜里就会产生强烈的"想吃东西"的欲望。而自己可能不会认为这是由于精神紧张所致。希望大家能尽早意识到这些心理上和身体上的警示信号。

毁坏人际关系的夜晚邮件

不仅仅工作时间，夜晚写邮件的行为也会伴有风险。在晚间，人的情绪不稳定、容易感情用事。这时，给喜欢的或讨厌的人写邮件容易感情冲动，因此常有第二天早上冷静后重读邮件时发现里面写了些不该用的语句而后悔不迭的情况。

白天工作一天，到了晚上大脑会很疲倦。而且大脑前额叶功能变得衰弱、不能进行理性的逻辑判断和冷静的分析，因此就容易失去理性和冷静、导致感情冲动。

为了避免惹麻烦，建议大家在头脑清醒、思维活跃的早晨寄信或发邮件。

另外，正如第1天所接触到的，写邮件时，电脑和手机以及智能手机的明亮画面会遏制褪黑素的分泌，这样会妨碍睡眠，使人不能正常入睡。因为酣睡状态能够缓解精神压力，所以阻碍自己进入酣睡状态绝非好事。

叫停夜间的"自我反省"

夜里容易陷入负面思维。很多人都有在就寝前胡思乱想、自寻烦恼、开"自我反省会"的习惯，这些都毫无意义。因为夜间的思考会完全向消极方面发展。从精神卫生学的角度来讲,过度悲观或者无端地责怪自己会给身体造成不良影响。

如果不断地胡思乱想,大脑就会分泌出一种叫促肾上腺皮质激素的紧张激素,全身的脏器和肌肉就会为防备精神紧张而开始做战斗准备。这样一来,心搏数上升、血液流动加快,最终造成无法入睡的后果。

精神压力是一切"负面"的根源。**让我们掌握正确的睡眠减肥法,保持不会遭受任何打击的精神状态,来强化抵御精神压力的能力吧。**

即便熬夜也要
遵守"起床时间"

无法一次性偿还的"睡眠负债"

日本人的睡眠"量"严重不足，在全世界处于低位。在生理学上把日常不足的睡眠时间称为"睡眠负债"。和金钱不同的是，睡眠负债是不可能"攒起来一次还清"的。因为我们无法"储存睡眠"。

实际上，为了弥补平日的睡眠不足到了周末就大睡特睡的做法反而会积累疲劳、增加身体负担。周末睡多了会打乱体内生物钟，反而会加剧平日的失眠。之所以星期一早上心情和身体状况都欠佳、被称为"烦恼的星期一"，是因为周末生活节奏被打乱所致。

如果休息日想睡个懒觉，那么一定要保证起床时间比平日最多晚两个小时。有数据表明，睡懒觉超时会影响心理健康。所以积攒下来的"睡眠负债"不要通过"储存睡眠"的方式，而是通过每天的小睡来一点一点地偿还。

遵守"睡觉时间"不如遵守"起床时间"

夜间睡几个小时才能在白天充分发挥工作能力、才能有益于身心健康呢？这因人而异。其实，**现今世人公认的"八小时睡眠"并没有科学根据**。既有睡3～4个小时就足够的"短睡眠者"，也有不睡够半天身体状态就欠佳的"长睡眠者"。传说拿破仑每天只睡三个小时，爱因斯坦要睡十个小时以上。二人都成就卓著，终其天年。

如果在10～12点之间能保持高度清醒、除了14～15点时段以外的时间里也不易发困，而且能把该做的工作都做好的话，那么，就可以说此人的睡眠时间足够了。

大量的研究数据表明，7～7.5个小时的睡眠时间最有益于健康和美容。顺便说一句，我本人也是保证每天0点睡觉、7点起床。如果非熬夜不可的话，请务必遵循"睡觉时间取决于起床时间"这一法则。假设你周六晚上睡得很晚，切记，周日早上也要在与平时相同的时刻起床、沐浴阳光。

从人体的构造与机能来说，早上起床看到太阳光起经过15个小时后发困。所以，如果想"明天早上早起"，那么，与其前一天晚上刻意早睡还不如前一天早上尽量早起。这样一来，就能很自然地熟睡、舒舒服服地醒来。

睡眠不足肚子会饿？

睡眠时间和食欲之间关系非常密切。**据说睡眠不足的日子，食欲要比平时增加25%，而且有想吃甜食和薯片、点心等易导致发胖食物的倾向。**

为什么会这样呢？因为摄取这些糖类后，大脑就会分泌出"血清素"这种具有安慰作用的激素。血清素能缓解失眠造成的精神压力,稳定情绪。大脑一旦记忆下这种"快乐感",神经网络就会形成"这样做会心情好!"的固定模式,于是会经常需求这些东西。如果经常吃这类食物,就会形成"还要吃、还要吃!"的模式,一发不可收拾。最终会导致"不大量食用这些东西身体就无法满足"的不良后果。因为睡眠不足会致使糖和类脂代谢下降,所以,即使吃相同的东西,睡眠不足的人也要比睡眠好的人容易发胖。

另外,如果睡眠不足,白天的活动量也会减少,能量无法得到充分的消耗。这样一来,多余的能量就会变成脂肪堆积起来。请大家务必小心,以免陷入脂肪一增加体重就增加、就不想动的"肥胖恶性循环"中去。

用睡眠瑜伽
消除"技术应激综合征"

IT时代造成的"技术应激综合征"

现在是IT社会，一整天都抱着电脑工作的人不在少数。如果不加注意放任不管的话，就会致使全身肌肉酸痛、血液循环不畅，从而引发各种不适。

长时间使用电脑工作，虽然身体不动，但大脑却满负荷地不停运转，一直处于兴奋状态。身体一直保持不动会导致背部、肩膀和颈部血液流动不畅、自主神经紊乱。

即便没有酸痛感，可是，在屏气凝神中全身都不知不觉地处于紧张状态，可以说这是非常不健康的状态。

不论年龄大小，很多人都患有各种原因不明的不定陈诉综合征，实际上，这种病症大多数都来自操作电脑所引起的"技术应激综合征"。

如此日积月累的话，别说美容，连身心健康都难以保证。话虽如此，当今社会不可能不使用电脑。

所以，关键是要让身体得到充分的舒缓，不要把酸痛留到第二天。如果对技术应激综合征放置不管上床就睡，那么睡眠质量也不会太好。

通过瑜伽调整身心时,意念最关键

为了使不知不觉中僵硬的身体重新柔软起来,建议大家睡前做做"睡眠瑜伽"。

让意识集中于体内,抛开多余杂念,配合呼吸缓慢地进行。

换上宽松的服装,确保足够的空间避免碰到手和脚。

先慢慢地吸气,同时想象着你吸入了正能量。然后想象新鲜的氧气和营养素随着血液在体内流淌,每个细胞都在补充能量。

接着再慢慢呼气,同时想象着身体里回收的二氧化碳以及所有的糟粕都被排出体外而且排毒活动进展顺利。在脑海里浮想着自己已经把一整天积攒下来的"负能"都彻底排出体外,而且身心已处于完全放松的状态。

睡眠瑜伽能让精神和身体经由**"自主神经系统"、"内分泌系统"和"免疫系统"**这三大路径完美地结合在一起。如果能够通过睡眠瑜伽实践很好地消除精神和身体的压力,那么全身心都能处于健康状态并充满生机。

扭转运动:睡眠减肥的"可靠保证"!

"扭转运动"除了能改善失眠之外,还有矫正骨盆、缩小腰围的效果。扭腰并配合呼吸的动作能够放松身体,还能促进肠胃等消化器官功能取得消除便秘的效果。此外还能促进脂肪燃烧、缩减腰围。

本书还介绍了一些其他睡眠瑜伽动作,都适合结束一天的劳作后练习。希望大家都能让做睡眠瑜伽成为睡前的习惯。

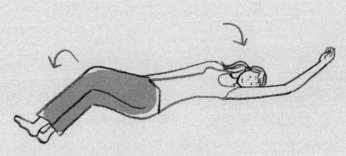

① 仰卧后抬起膝盖，张开与肩同宽。手心朝下。② 呼气的同时左手举过头顶，两腿倒向右侧，扭转腰部。脸朝左。③ 吸气的同时归位，再次呼气的同时反方向重复刚才的动作。

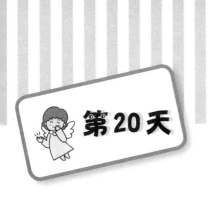

第20天

通过呼吸按摩法，
保持身心平衡

呼吸就是体内按摩

呼吸按摩法对于调整身体状态起着重要作用,同时在精神方面也有着良好效果。所以,让我们把呼吸按摩法和瑜伽一起引入我们的生活中来吧。

在这里给大家介绍两种呼吸法。两种方法都是保持舒适的坐姿,一只手放在丹田(肚脐下3指处),伸直腰脊和头成一直线。肩膀放松,轻轻地闭上眼睛,放松整个身体。

【丹田呼吸法】

花5秒钟,用手感受腹部鼓起的同时慢慢地吸气。接着用6秒钟感受腹部内收的同时慢慢地呼气。习惯后可以一点点地延长时间,并采用最舒适的节奏。

【单鼻呼吸】

弯曲右手的食指和中指,先用大拇指堵住右鼻孔,用左鼻孔慢慢地吸气。再用无名指轻轻地堵住左鼻孔,两鼻孔形成闭塞。然

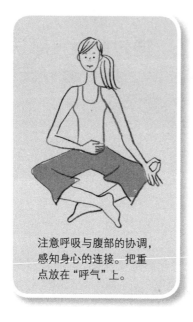

注意呼吸与腹部的协调，感知身心的连接。把重点放在"呼气"上。

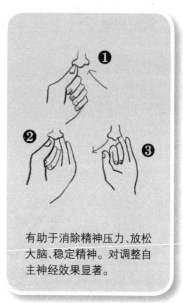

有助于消除精神压力、放松大脑、稳定精神。对调整自主神经效果显著。

后放开大拇指，从右鼻孔慢慢呼气。这样重复5次。

数羊也睡不着？！

过去有"数羊就能睡着"的说法。据说这是因为SHEEP(羊)的发音和SLEEP(睡觉)的发音相似，所以用数羊来暗示睡觉、诱发睡意。再加上发"SHEEP"的音时要长长地呼气，这样能够使身体放松、容易入睡。

也就是说，只有用英语数羊才会有放松身体效果，而用日语来数"羊"就未必有效了。有时还会觉得，羊的数量数得越多反而越睡不着、越发焦虑。

给予大脑单调的刺激对催眠很有效，所以即便不数"羊"，只

78

要慢慢地数"一只、两只"也会形成深呼吸。数到"十只"就不要往上数了,再回到"一只"上,这是关键。

"数羊就能睡着"的另一个理由是,数羊能让人想象到遍布羊群的大草原美景,而风景优美辽阔的景象能让人心情舒畅。除了草原,也可以想像一下平静的海边景色和美丽的花田。

据心理学讲,如果被强迫"不准想白熊!",大脑里反而会只想着白熊。所以,要想睡好,不要胡思乱想最重要。

总是想着"明天要早起,得赶紧睡!"就会感到压力反而更睡不着。**如果晚上无论如何也睡不着,那么不如干脆下床,反正"睡不着又死不了!"**,起来喝点香草茶啦翻翻喜欢的书啦都可以,这也许不失为一个好办法。先让身体和大脑放松后再躺下。过一会儿不知不觉就睡着啦!

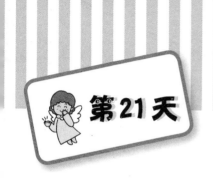

熏香的作用不仅是燃烧！

让人酣然入睡，熏香有奇效

想拥有高质量的睡眠，务必有效利用熏香。熏香与我们的健康和美丽有直接的关系。而精油对人体的益处，近年来也已经得到了科学证明。

精油的香味成分（芳香分子）主要通过两种途径进入人体内，促进人的身心健康。

一种是从鼻子到大脑。散发在空气中的芳香成分，通过人体呼吸被鼻子吸进，然后附着在鼻子里嗅上皮的黏膜上，与人体嗅觉细胞的感受器结合。然后刺激支配着本能感情和欲望的大脑边缘系统，到达汇总自主神经系统、内分泌系统、免疫系统三大系统的下丘脑，在此慢慢地调整身心平衡。

另一种则是通过皮肤到达血液。把作为沐浴露的精油滴入洗澡水里，或是擦涂含有精油的润肤乳，也可用含精油的按摩油按摩等等。通过这些手段，精油会通过皮肤渗透到体内。肌肤看上去就是一层皮，但实际上由"表皮"、"真皮"和"皮下组织"三层构成。表皮的厚度只有0.2毫米，尽管厚度与常用的保鲜膜差不多，但有很强的保护作用。皮脂膜和角质层之间具有一个保护层，能防止细菌和病毒入侵,可避免大部分异物进入表皮而深入到皮肤内部。

然而,芳香成分的分子极其细微,可以穿过表皮屏障,进入皮肤内部。这一部分的芳香成分会从皮下组织的毛细血管进入体内,到达全身。如果使用这种有睡眠效果的精油,就能改善睡眠,使人从此爱不释手。

所以,并不是香味本身具有催眠效果,而是分子直接进入大脑中枢,促进睡眠。闻到了喜欢的香味,人就会安心,放松。感到"好香啊",自然而然地就会微笑,过后就会有幸福感。通过嗅觉的刺激,在五官中不论好坏都会产生强烈反应,因此,很有必要妥善选择香味。

"喜欢"比"效果"更为关键

在睡眠时间相同的情况下,若能对熏香知识加以活用的话,就能提高睡眠效果。精油品种繁多,选择的大前提应该是"喜欢的香味"。效果再怎么好,如果是不喜欢的香味,也是无济于事。

比如,具有放松效果的名品,有薰衣草、苦橙花、春黄菊等;具有兴奋作用、使身心充满活力的,有柠檬等柑橘类以及薄荷、迷迭香等。但是,只要是喜欢的香味并能使心情舒畅,就可选择,没必要拘泥于效果。

如果使用熏香取暖器和熏香壶、熏香灯等的话,房间就会显得很特别,不单是有香味,还可作为装饰,看上去也会觉得很愉悦。

如果你没有这些熏香用具,也可很方便地洗个熏香浴。睡觉前一个小时左右,滴2～3滴精油到薄纸或手帕上。或者往装满开水的大杯里滴几滴。睡前经常闻闻,睡觉的时候就放在枕边。

熏香精油的选择方法

- 无农药有机栽培的植物原材料。
- 标明原材料植物的学名。
- 写明使用期限、批量号。
- 写明原料的取样部位。
- 写明植物的原产国。

这样就能被你所喜欢的香味所环绕，从而很惬意地入睡。

不过精油原液原则上是不能直接涂在皮肤上的，孕妇更要注意使用，初次使用时，务必先详细了解性能。

专栏③　　上夜班的人也能睡眠减肥？

　　维持"24小时"运营的是轮班工作制。在全体劳动者中，上夜班的比例甚至还有进一步增加的倾向。

　　在漫长的进化过程中，人类形成了在体温高的白天活动，体温低的夜间休息的身体结构。无论怎样逆转生活，大脑里潜在的生理节奏（昼夜节律）也不会改变，所以尽量不要打乱生物钟。

　　为此，如何"欺骗大脑"就成为关键。

　　上完夜班后，不要去那些明亮的便利店或超市，直接回家。这途中，为避光应该戴上墨镜和帽子，撑着阳伞等，避免身体重置生物钟。如果上完夜班后让身体沐浴阳光，就会受亮光和体温上升的影响，引起兴奋。

　　回到卧室，应有效地利用百叶窗、遮光窗帘等，尽可能营造一个接近夜晚的、昏暗的、安静的环境，让大脑确信是"晚上"。

　　另外，睡前喝点蔬菜汤或酸奶等，以便调整好内脏的节律，这点也很重要。

上午好好睡，中午务必起来。如果拖拖拉拉地睡到下午，生物钟就会打乱。起来后一定要在明亮处用餐。

上完夜班如果接下来正好是休息日的话，人可能会犯困，但这种情况下要尽量多活动，以提高睡压，坚持到晚上再早点睡。连续上夜班时，可在上班前小睡2～3小时。

保持一定的就餐时间，控制好光照等措施，就不会打乱体内的节律。即使是上夜班，也能把睡觉时间当作是减肥时间。

轮班工作的话，最好有替换顺序。"白班-中班-夜班"三班倒时，先从白班开始，然后中班，最后晚班，按此顺序把工作时间一点一点往后挪。这样就可减少对身体的影响，生物钟就不易被打乱。倒过来"夜班-中班-白班"的话，就会焦躁不安，想着"必须早点睡"，反而影响睡眠。

只要巧妙地调整好工作的变动和生活的节奏，就能轻松地变美。

第3周　实测一览

是否逐渐感到身体充满活力？如果早晨起床不像过去那么辛苦，那就说明产生效果了。

是的，到了渐渐产生良好变化和综合成效的时期了。

自测

☐ 睡前酒和烟得以控制

☐ 每天泡澡20分钟左右，水温38～40℃

☐ 睡前不发邮件，不再工作

☐ 休息日不再多睡

☐ 就寝前注意深呼吸

☐ 卧室里放置了能让人放松的芳香剂

☐ 做夜间睡眠瑜伽

第**4**周

人生愈发精彩！

想必充满自信，
改变了生活！

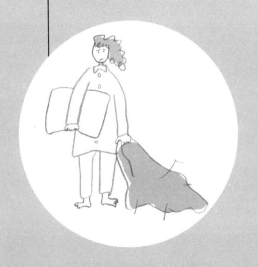

第22天

让人酣睡的秘密——
睡眠仪式

应用"巴甫洛夫的狗"原理

为了能容易入睡，每天睡前举行的仪式称之为"睡眠仪式"，即"sleep ceremony"。

例如，我每晚做好睡眠瑜伽后，换上睡衣，涂好自己喜欢的带有香味的润肤乳。只要每天重复"相同的行为"，身体就会在条件反射下逐步进入睡眠状态。

所谓条件反射现象，在看到食物就会流口水的著名"巴甫洛夫的狗"实验中也得到了证实。每次给狗送食物时就响起铃声，狗一听到铃声就会馋得流口水。而流口水，靠意识是无法控制的。也就是说，在大脑里，流口水的条件不是食物，而是"铃声"，我们称之为条件反射。这一原理也适用于人。

把"做这个就想睡"输入给大脑和身体，就会下意识自然地诱发睡意。**让我们养成习惯，以熟睡为目标，每天按顺序、按规定动作，轻松地进行睡眠仪式吧。**只要习惯了，到临睡前1小时，身体就会自然地反应"必须进入睡眠模式！"

最好的催眠曲：莫扎特音乐

对于喜欢音乐的人,听一些慢节奏舒缓的曲子,来稳定自己的情绪。据说,最近畅销的治疗音乐是根据一定的催眠法则做出的,听后脉搏数能达到60～70次/分这样一种让人放松的水平。微风和波涛声等自然界愉快的声音被视为具有"医治疾病"的效果,所以,不妨也尝试着听听喜爱的CD。

八音盒和古典音乐也不错。据说福冈的某所高中,在必修课程中加入了午休,在此时间段里播放古典音乐,结果考上东京大学的人增加了。其中能促使人熟睡的音乐是莫扎特的音乐。甚至还有听了莫扎特后能治疗各种疾病的"莫扎特音乐疗法"。莫扎特谱写的曲很多,其中有一些约3 500 Hz(赫兹)以上高频率的曲子,这些曲子被视为对改善脑神经系统、激素系统、血液循环系统有很好的效果。

然而,和芳香一样,如果不喜欢,音乐也就没有催眠效果。所以应该选择一些能让自己喜欢的音乐。

悠闲阅读能让自己进入梦境

睡前看书对熟睡是有帮助的。恐怖和推理小说会引起大脑兴奋,所以应选择看一些愉快的书,如平和、结局圆满的作品或写真集以及插画集等。反复读一本喜欢而情节又了解的书,也是个不错的习惯。或是读一本"没兴趣的书"来催眠也可。

从睡前1小时起,最好让房间灯光换成稍暗的暖色系,这样一来光线就暗下来了。看书时打开身后的床头灯,让光线照到书上,这样看书就能防止光线照射眼睛。

　　不过，不要在床上看书。无论如何要让身体明白"这里是睡觉的地方"。

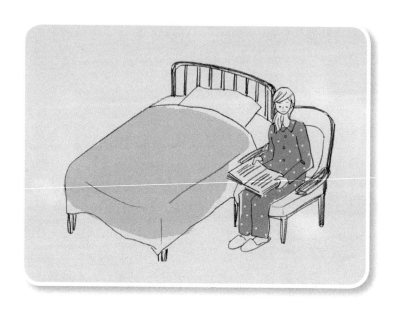

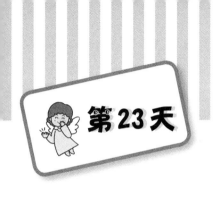

熟睡的根本在于"睡衣"

睡前务必换穿睡衣

有人说自己是"穿着睡衣"睡的,但仔细一问,才知道穿的是休闲服或是居家服,或是旧衣服等等。实际上,"在家里穿的衣服"不等于"睡衣"。

如果不是专为睡觉而设计的睡衣,寝具和衣服之间就会产生摩擦,翻身时就要用很大的力气。布料扭曲,导致身体不得不用更多力,这样就有可能引起骨盆变形、下半身发胖、肩酸、腰疼等。有人可能以为睡觉时"自己不翻身",但实际睡眠中人一定会翻身。一般来说一晚上会翻20～30次,当然这也是因人而异。

为进行研究,我尝试了各种衣服,其中连衣裙最差劲。早晨起床时,腰也疼,毛巾被和裙子乱七八糟地缠在一起,下摆敞开着,脚也冰凉,再也不想穿第二次。虽然设计很可爱,可睡姿不可爱哟(笑)。

休闲服和运动服,原本是为了运动而设计的,以便能很好地呼吸户外空气,对睡眠来说质地太厚,汗衫或以丙烯为原料的服饰,吸水性差不易散热,被窝里的温度太高,穿着会感到不舒服。

无论怎样处理,肩酸和腰疼都治不好,人们就会想到调整枕头和床垫，但睡衣似乎是个盲点。**寝具改变后身体不适仍然得不到改善的话，与其去看骨科医生，不如先穿上合身的睡衣试试。**

选择睡衣的要领是，选择那些具有吸水性、吸湿性好的、柔软而又贴身的优质面料。即便是夏天也应穿长袖长裤睡，以防受凉。

穿上真丝睡衣，躺着就可全身美容！

睡衣的面料最好是真丝。我也喜欢穿真丝睡衣。它具有良好的保温性、吸湿性、发散性，如同裹上空气般轻盈。夏天拥有轻柔光滑的手感，即便出了汗也不会黏在身上，很舒服。冬天能隔断外面的寒气，能暖和惬意地睡个好觉，总之，真丝睡衣是常年可以使用的上乘之选。

真丝的主要成分是"丝胶蛋白"和"丝纤蛋白"这两种蛋白质。据说真丝是自然界所有的物质中最接近人类肌肤成分的物质。

真丝还具有保护表皮的功能。我自从穿了真丝睡衣睡觉后，以前很在意的背部的小疙瘩不知不觉中消失了，太惊讶了。就好像睡眠的7个小时里给全身美容似的。也许有人会觉得真丝面料的东西很贵，可这是你人生的三分之一所穿的睡衣。比如花2万日元买一套睡衣，假设穿5年，除以365天的话，不就很便宜了吗？

降低肌肉紧张，辅以柔和色彩，
保持身心放松

事实证明，颜色不仅影响人的感情，还会影响人的身体。对颜色的肌肉紧张感用数字来表示的值称为肌肉紧张度。我在制作寝

具时,尽量使用肌肉紧张度值低、颜色柔和的种类。我现有的睡衣是淡粉色和紫红色。肌肉紧张度值低、颜色柔和的睡衣看着心里舒服,穿在身上身体也会得以放松。

　　黑色和红色等颜色,对比度很强,会让人兴奋,不建议选用。卧室的地毯和枕套、床单等,面积大的物件,不用黑色和红色等颜色为佳。另外,建议选择温和的乳白色而不是纯白色。

用松弛肌肉和
自我提示来结束一天

简单缓解肌肉酸痛的松弛法

若是身心紧张,躺在床上后也会持续这一紧张的状态。要想改变,只需花1分钟做一下全身运动,就会明显改善睡眠质量。

给大家推荐一种简单易行的肌肉松弛运动。肌肉紧张就会有乏力感,随着肌肉酸痛的缓解,心情就会好转,酸痛就会减轻。

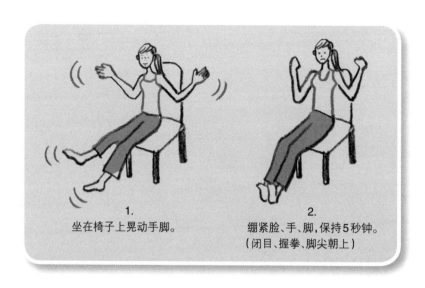

1.
坐在椅子上晃动手脚。

2.
绷紧脸、手、脚,保持5秒钟。
(闭目、握拳、脚尖朝上)

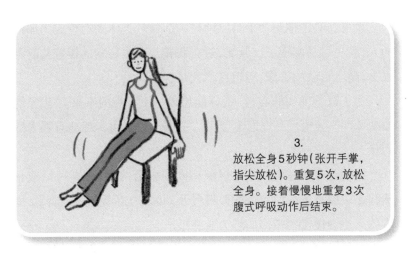

3.
放松全身5秒钟（张开手掌，指尖放松）。重复5次，放松全身。接着慢慢地重复3次腹式呼吸动作后结束。

精神紧张的问题解决了，血液循环就变得畅通，从而防止浮肿。缓解身心紧张后，还有暖和手脚的功效。

用"自我提示"实现梦想

睡觉时希望大家尝试一下"自我提示"。就是大声重复地说出自己期望的事、想实现的梦想、理想的自己等等。

夜晚，潜意识里善恶之门是敞开着的。夜晚是诉诸深层意识实现自己愿望的绝佳时机。"出声的言语"会传入耳朵，最大限度地发挥大脑的作用。当说"我是丑女人"和"我是漂亮女人"这两句话时，尽管只是两句话，但你可发现心情会截然不同。

在进行"自我提示"时的窍门是要斩钉截铁地说出结果。比如，不是说"想瘦"，而是说已经实现了的话，像"我瘦了之后有男朋友了"、"瘦后穿上了想穿的衣服"等。这样一来，心情就会变得"好开心！"。离愿望的实现就会越发地接近。

也可在心中描绘一下自己向往的演员。具体到幻想成为那样的人，就更容易实现了。其实，过去我曾经在很喜欢的模特儿的海报上，贴上自己的头像，幻想自己就是这个人。

为了改善郁闷的心情，最好能想象一下理想的未来。"想象能改变人生"这句话一点也不夸张。"想象"对自我实现拥有强大的力量。

据说如果大脑持续7天想象相同的事情的话，就会习惯成自然起来。持续下去后表情就会慢慢开朗起来，逐渐充满正能量，周围的人也会慢慢地被你的魅力所感染。

另外，给当天发生的"好事"列个表也不错。没必要写在纸上，或输入电脑。只需要睡前闭上眼睛大脑里过一遍即可。"今天全家人都健康"、"工作中碰上好事了"、"午饭很好吃"等，列举一下才知"好事"很多，就会充满感情地想"明天也要加油"。

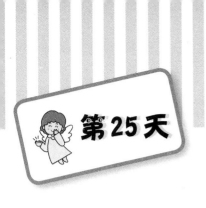

第25天

不因无知而
受损的温馨提示

热敷眼睛,醒脑

五官中,视觉信息占总信息量的80%。剩下的20%由嗅觉、听觉、味觉、触觉来获得。处理80%视觉信息的是大脑,所以,为了消除大脑疲倦,建议在准备阶段热敷眼睛周围,从而缓解大脑的疲劳和紧张感。

如今药店里销售各种各样的热敷商品,其实也有不花钱、可以自己亲手做的简易方法,现在此介绍三种。

● **热毛巾**:用保鲜膜把浸湿的毛巾卷好,用微波炉加热20秒左右。有时可能会太烫,当心烫伤。

● **塑料瓶**:用500 ml的塑料瓶装上热水,用稍薄一点的毛巾包在外面,将其放在眼部。

● **双手**:将双手搓热,放于眼上。

我们脸上活动最多的是眼部肌肉。据说一天要无意识地眨眼1万5千次,给肌肤造成极大的负担。而且,眼睛周围的皮肤是身体里最薄的,皮脂腺和汗腺极其少,很敏感。所以,与其他地方的皮肤相比易干燥,也易长皱纹。从美肤的角度,也应在一天结束前给眼睛热敷一下。

除了热敷,做眼保健操也不错。请按下列步骤来做。

① 用力地闭眼,再快速睁开。→ ② 以最快的速度上下转动双眼10次。→ ③ 快速左右转动双眼。→ ④ 先近看后远看重复10次。→ ⑤ 轻轻地闭眼,然后轻轻地睁开。→ ⑥ 快速旋转眼睛。

脖子酸痛导致全身不适?

脖子要支撑大脑一整天,大脑的重量大约有6 kg,相当于保龄球的重量。现代人,摆弄智能手机时头会朝下,或是操作电脑时向前弯腰,很多的姿势都是头朝下,这样脖子和肩膀的肌肉就会僵硬,造成血液循环不畅。并且这些操作也会刺激交感神经,使得身体就像汽车踩了加速器般处于急驶状态。如此,身体的疲劳就会累积,导致血液循环不畅。

脖子起到连接大脑和身体的桥梁作用,脖子的疲劳会波及全身。血液循环不畅通的话,就无法正常地给内脏发指令,从而导致身体不适。为了不造成恶性循环,养成热敷的习惯非常重要。

热敷脖子后,很自然地呼吸就会变得绵长。大脑就会从精神紧张的状态中得以解放,抑制大脑兴奋。热敷脖子不仅能调整自主神经帮助熟睡,而且还能提升内脏功能,使免疫系统和内分泌系统的运行也恢复正常,自愈能力得以提高,从而拥有美丽和健康。

以手浴、足浴暖和全身

有畏寒症的人、受了伤、身体状况不佳或是处于经期等状况下，不能沐浴，但可做做手浴和足浴。**热水温度大致控制在43～45℃，并保持5～10分钟。**

【手浴】

接一盆热水，双手浸泡在水里以漫过手腕为宜，保持放松状态。因工作紧张交感神经处于极度兴奋状态，或身体疲惫但头脑兴奋睡不着的人，建议使用此法。

【足浴】

接一水桶热水，热水量以漫过脚踝为宜。预先用热水瓶准备好热水，要往桶里勤加热水以保持一定的温度。泡完脚后，用暖腿套套住脚脖子以防受凉。

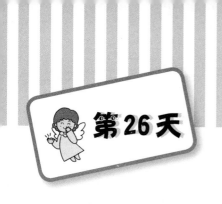

随季节交替及时给卧室"更换装饰"

保持舒适的"被窝"

被子和身体间的间隙，即"被窝里"的状态，决定着熟睡的质量。我们最适宜的睡眠环境是被窝里的温度保持为32～34℃，湿度为45%～55%。为了能维持此状态，有必要控制卧室的温度和湿度。

因为暖空气易靠近天花板，冷空气易聚集在脚下，所以正确的做法是把温度计和湿度计安装在与床铺同等高度处。正确把握室内环境，随着季节的交替用最好的寝具"更换卧室装饰"。

夏季熟睡法

在炎热的难眠之夏，总想一直开着空调睡觉，可因受冷而导致身体不适也不可小觑。另外，如果不善于使用定时功能的话，一旦关闭空调，室内温度就会上升，人就会被热醒。

夏季最适宜的熟睡温度为25～26℃。要想熟睡，最好是在睡前2小时起把空调调到25～26℃的强风档，这不是让空气变凉,而是让"墙壁"变凉。如果只是在临睡前才打开空调的话,只能让房间的空气变凉。

人睡着后体温就会下降,和醒着时相比,身体的抵抗力也会降低。可以想象,如果一直开着空调,容易造成感冒,甚至导致苦夏和空调病。所以,最好预先让墙壁变凉,然后把设定温度提高至27 ～ 28℃,预定好入睡3小时后再关掉空调。

我们的身体体温最低是深夜2 ～ 4点之间,这段时间里睡得不太深。之后体温会慢慢地上升开始做好醒来的准备,所以入睡3小时后的定时设定,完全符合睡眠节律。

另外,如果床紧贴着墙壁的话就容易感觉热,特别是卧室位于南面或西面时,墙壁被太阳照晒后温度很高。所以不妨尝试一下,最好把床挪动到离墙壁10公分左右的距离,这样体感就会凉爽不少。

冬季熟睡法

冬季防干燥很重要,因此用油炉慢慢地加热房间是不错的方法。**卧室最适宜的温度设定为18 ～ 19℃。**如有加湿器最好,没有的话,就用把湿毛巾烘干等方法来保证湿度。

预先打开电热毯加热床铺也有效,但注意睡前一定要关闭电热毯。如若不关,皮肤温度整晚都会持续上升,身体的水分就会过量地被释放,导致肌肤和嗓子,甚至连鼻黏膜都会很干燥。

不用电还能长时间使用的就是汤婆子(热水袋)。到早晨为止,由于温度会慢慢地下降,所以身体的深层体温不会上升,这是不会妨碍睡眠的上佳的取暖装置。

对于脚凉睡不着的人，穿上袜子来保温也有效。如果袜子的脚脖口太紧的话，就会导致血液循环不畅，甚至中途醒过来，因此，要选择袜口松、早上起来勒得不紧、但不至于掉下来的袜子。还有就是每天都要穿，所以最好选择可洗涤的袜子。和睡衣一样，真丝袜能保护脚的表皮，所以这里我们也希望"穿上袜子就能让脚美容"。其他还有，睡觉戴上真丝口罩防止肺部受凉也是上乘之选。由于口罩与皮肤直接接触，不要选用化学物质制成的廉价商品。

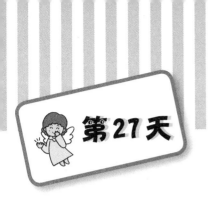

第27天

选择合适的"个人枕头"

枕头选择的三要点

不同人对枕头有不同的要求，对此，甚至有诸如"枕头换了就睡不着"之类的说法。枕头是否合适，有三个自测要点。

1. 高度是否合适

枕头的任务是能以自然的姿势支撑"头"和"颈椎（脖子第7节骨头）"。理想的状态是仰卧时很舒服，感觉不到枕着枕头。以整个脊柱平缓弯曲，颈椎呈自然的S状为佳。

重要的是不能太高，也不能太低。标准是脖颈部的高度为5～9 cm，头部的高度为2～6 cm，建议男性略高、女性略低。这是因为男性后背较厚，女性脖子较短而至。如果枕头太高，脖子就会持续不自然地弯曲，头后部抬高，下巴下拽，脖子就会出皱纹。另外，从脖子到肩膀会有异常的力加入，从而引起酸痛。相反，枕头太低或不使用枕头的话，头后部下垂，低于心脏，就会造成面部浮肿。

2. 是否易于翻身

一个晚上的睡眠过程中，人大约要翻身20～30次，所以，枕头的宽度至少要有三个头宽。一般长60 cm以上,宽40 cm以上即可。

枕头如果太轻,翻身时就会飘移或是滑动,所以枕头必须有一定重量。正确的规格是头枕在枕头上而肩正好碰到枕头。这样的话,枕头支撑起从头后部到脖子的整个头部,从而减轻肩膀和脖子的酸痛。

3. 硬度是否合适

选择枕头不可忽视的还有一项,就是既不能太硬,也不能太软。一般认为头部与枕头的下沉率为20%最为恰当。过硬的枕头,与头的接触面积减少,只是支撑起了头后部,但脖子不稳定。相反,枕头太软,头部40%以上会下沉,睡姿就变得不稳定,会导致颈椎受损。

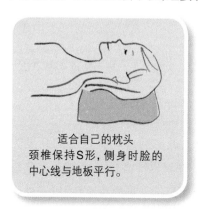

适合自己的枕头
颈椎保持S形,侧身时脸的
中心线与地板平行。

体形和脖子的弧度因人而异。购买枕头时,尽量在店里试用一下。一边征询店员的意见,一边试着仰卧、侧卧、翻身,以确认睡上去是否舒服。为了能长久地让优质的好枕头达到最佳的使用效果,最好选择附带有"10年保证"承诺的枕头。

加一个抱枕,适应现代生活

如今的现代女性平时一般都穿高跟鞋,扭腰的人很多,所以很多人仰卧时似乎感到费劲。侧卧的话,腰会感到舒服些,可上侧的胳膊就会下垂,肩膀就被拉紧,导致肩膀酸痛。如能使用支撑侧卧睡姿的抱枕，就能减轻肌肉负担，有效地矫正骨盆变形。由于内脏受到支撑，还能防止反映中年人特征的赘肉"游泳圈"。另外，抱枕对促进代谢和消除疲劳也有效果，建议尽量有效地灵活使用。

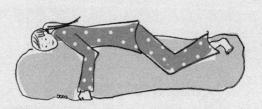

抱　枕

侧睡时，将胳膊和腿放在抱枕上。侧睡时就会有稳定感，这样就不易使上面腿的重量加在下面的腿上。下面的胳膊也不易被压，放松效果更佳。

被子和床垫的正确选法

被子最好选羽绒被

为了营造一个舒适的卧室,寝具的选择也很重要。要想保持被窝温湿度的最佳状态,寝具必须舒适轻巧,没压迫感,此外必须贴身,既有一定的保暖性,又具备良好的吸湿和除湿功能。过去的棉胎被子太重,会影响血液循环,升高睡眠时的血压,从而影响睡眠。

"羽绒"是被子最理想的充填物。羽绒打理方便,具有优越的调温性和吸湿除湿功能,是一种取自于水鸟类的天然材料。采用绗缝加工,能防止羽绒堆积到一起、偏到一边,所以是最佳选择。水鸟的羽绒具有随着外部空气的变化而自动膨胀、收缩、吸水、发散、防水等特性。寒冷时,因扩张并储存大量的空气而能保暖;炎热时,因收缩使空气保持流动畅通,从而感觉清凉爽快。羽绒具有能吸收人体的汗液及湿气并使之快速发散的特性。

羽绒有三类,一是胸部密集的柔软绒毛,二是腹部的细羽毛,三是粗羽毛,羽绒被使用绒毛和细羽毛。一只鹅只能选取约10 g的绒毛,因为物以稀为贵,所以羽毛被的绒含量越多品质就越高。据说在匈牙利和波兰等东欧各国的寒冷地区,鹅绒毛的绒朵大,也有不错的吸湿性,是公认的优质品。羽绒被的品质千差万别,需要根据禽类、产地、出绒率等进行综合考量,尤其要对羽绒的成熟度和加工方法、对化学物质的安全性等,进行综合的判断。

另外,盛夏的毛巾被,建议选用有机的棉和麻。冬天的毛毯,则以100%羊毛毯为佳。

选择易于翻身的床垫

好床垫的条件是,有适当的硬度,能很好地支撑人体,好翻身。太硬太软都不行,建议选择有适当的弹性,能很好地分散身体压力的床垫。

翻身其实是很重要的生理现象。分散身体压力,不仅可以促进血液和体液的循环,缓解肌肉疲劳,矫正脊椎,而且湿气和热量不会闷在里面,这其中任何一个作用都很重要。但如果睡姿不好、让身体压力集中在一处,这些都无法真正实现。

人的体重压力分成头部、胸部、腰部、足部四部分。各自重量不同,如床垫太软的话脊背比头陷得深,头部和脊背就形成高低差,臀部也会下陷,形成很不自然的姿势。下陷部位一加压,就会引起腰疼肩膀酸,睡眠就会变浅,引发这些现象就说明寝具存在问题。因此,选择不太软的床垫的关键是,坐着时臀部不要有下沉的感觉即可。

相反如果床垫太硬,毛细血管就会受到压迫,从而引起肢体发麻、妨碍出汗等现象。由于垫子下陷程度不够,支撑身体的面积较小,结果会导致身体疼痛或是中途醒来等现象。

另外,经常听说睡在同一张床上的人,会受到对方睡姿的困扰。这时，建议选择采用小型线圈弹簧的床垫。小型线圈弹簧的强度和普通的线圈弹簧强度相同，但线圈弹簧没有连接在一起，所以振动不易传导给对方。

　　如果床垫和枕头是同一品牌的话，可能会更贴合身体。

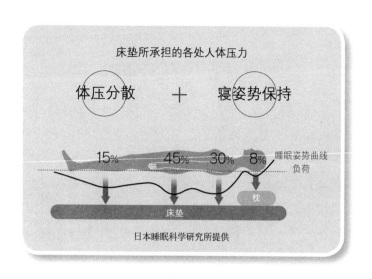

日本睡眠科学研究所提供

专栏④　　影响减肥的"冬季忧郁症"

　　"一到冬天体重就会增加……"这也许不单单是寒冷的原因，可能是"冬季忧郁症"所致。

　　"冬季忧郁症"也称"季节性感情障碍"，只发生在特定的季节，是一种脑功能障碍，会出现与忧郁症相似的症状。因其多发于12～3月份的冬季，所以被称为"冬季忧郁症"。

　　特征是，特别想吃碳水化合物类的快餐、含糖量高的甜食等。有报告称，在一天中，主要是后半日的碳水化合物的摄取量增加。

　　除了暴食和体重增加以外，还有其他严重的症状。就是白天老想打瞌睡，不想做事，不想出门等，甚至"**宅在家里**"的人也不少。整日打游戏，连购物都是靠网络，很少出家门。

　　一旦得了冬季忧郁症，就会多吃嗜睡，如同动物的冬眠。其实，嗜睡也只是睡眠时间长而已，减肥睡眠所必需的熟睡"慢波睡眠"却很少，生长激素的分泌也不顺畅，因此，整体睡眠质量并不高。

如果从早到晚缺乏"张弛有序"生活规律，大脑就会持续出现混乱状态，不知今夕是何年。躺在床上睡不好，老不运动，影响代谢，同时，还吃了很多高热量的食物。一旦陷入"冬季忧郁症"状态，就无法摆脱这种恶性循环。

　　为何冬天会出现此种现象呢？据说是因为日照时间短，血清素缺乏所致。现已证实，日照时间达到6个小时以上的日子，代谢就不会受影响。据说生活在高纬度地区的女性发病率极高，甚至有新闻说"从纽约来到加利福尼亚后冬季忧郁症就痊愈了"。到了3～4月份的春天，冬季忧郁症就会逐渐康复。

　　因此，早上和中午有意识地晒晒太阳，激活血清素的分泌，使神经细胞充满活力，这样就能预防冬季忧郁症。

　　也许有人会在意紫外线，但是，阳光具有心理抚慰作用。正是因为天气寒冷导致人们容易宅在家里，所以，更需要积极地做户外活动。

第4周 实测一览

如果你一直一点一点地坚持下来,应该能感觉身体变得轻盈起来。
以这种心态不断努力的话,身体一定能变得苗条而又充满活力!

自测

- ☐ 按自己的入睡方式做睡眠仪式,如读书、听音乐等

- ☐ 睡觉时穿上了睡衣

- ☐ 睡前做肌肉放松运动和自我提示

- ☐ 热敷眼睛、脖子、四肢后再入睡

- ☐ 改善了卧室的温度和湿度

- ☐ 换了枕头

- ☐ 对床垫和被子有了新的认识

有助于实现睡眠
减肥之创意集

合理选用，
就能大幅提高睡眠减肥的效果！

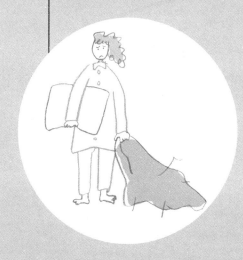

好的筹划改变睡眠和人生！

要想提高睡眠质量，有效的方法就是筹划好从早晨起床到睡前的各项活动！

一天的"睡眠减肥"计划

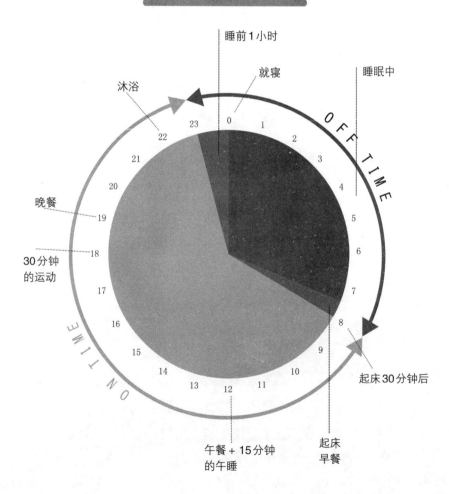

睡前1小时

就寝

睡眠中

沐浴

OFF TIME

晚餐

30分钟
的运动

ON TIME

起床30分钟后

午餐＋15分钟
的午睡

起床
早餐

睡前 1 小时

把青白色的荧光灯切换成稍暗的暖色系列灯具，让身心都处于放松状态。热水澡、剧烈的运动、工作、电脑都不需要。但是，可以有喜欢的熏香以及做瑜伽、按摩、冥想和看书。当然，轻音乐也有助于入眠。

睡眠中

理想的睡眠时间为 7 ～ 7.5 个小时，如若睡眠时间不足 7 ～ 7.5 个小时，就更有必要提高睡眠质量，包括重新调整枕头、床垫、被子和睡衣等。保持卧室安静和必要的暗度也很重要。记录睡眠状况，然后找出自己的睡觉习惯。

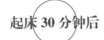

起床 30 分钟后

起床后，立刻让太阳光映入眼帘。早餐必须吃，以便生物钟能按正确的节律工作。摄入蛋白质对保持白天的活力和夜晚的熟睡都非常有效。维生素以及食物纤维丰富的水果，也很有必要多吃。

睡前时间的安排

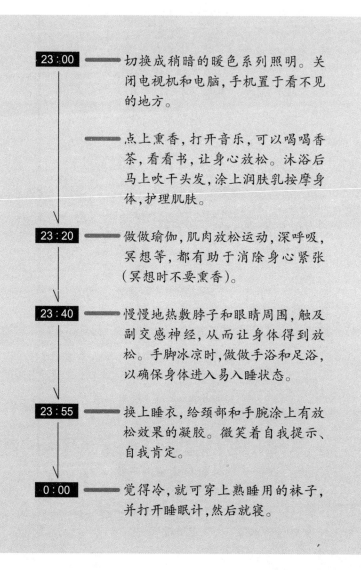

23：00 —— 切换成稍暗的暖色系列照明。关闭电视机和电脑，手机置于看不见的地方。

—— 点上熏香，打开音乐，可以喝喝香茶，看看书，让身心放松。沐浴后马上吹干头发，涂上润肤乳按摩身体，护理肌肤。

23：20 —— 做做瑜伽，肌肉放松运动，深呼吸，冥想等，都有助于消除身心紧张（冥想时不要熏香）。

23：40 —— 慢慢地热敷脖子和眼睛周围，触及副交感神经，从而让身体得到放松。手脚冰凉时，做做手浴和足浴，以确保身体进入易入睡状态。

23：55 —— 换上睡衣，给颈部和手腕涂上有放松效果的凝胶。微笑着自我提示、自我肯定。

0：00 —— 觉得冷，就可穿上熟睡用的袜子，并打开睡眠计，然后就寝。

睡眠减肥从早晨起床就开始

正是那些说"忙得连睡觉的时间都没了"的人，才更需要下工夫解决睡眠减肥的问题。只有睡眠质量提高了，白天的工作效率才会大幅提升，才有可能提前结束一天的工作。之前用在加班上的时间，也可以用来锻炼身体或是与人交流，或者用来补充不足的睡眠。

睡眠减肥，不单是晚上睡觉的事，有几个环节是可以从早上开始、一整天都能做的。即便有哪一天因故不能做到，之后也不能间断，轻松愉快地坚持下去，这点很重要。

虽然体重是个浅显易懂的指标，但只是拘泥于数值而病态地瘦身就毫无意义了。人只有在健康的前提下，才能焕发美丽的光芒。**健康和美丽与"睡眠质量"成正比**。希望此书能使你成为真正的"瘦美人"，让仅有一次的人生，获得无与伦比的幸福。

推荐一套可获高质量睡眠的瑜伽

"起床瑜伽"开启充满活力、心情舒畅的一天。"睡眠瑜伽"缓解一天的身体疲劳。让"起床瑜伽"、"睡眠瑜伽"成为日常生活的一部分。

清晨瑜伽

1 下犬式

效果 伸展背部,放松全身,振作精神

- 端坐即臀部坐在双腿脚上,脚背贴地,然后膝盖着地双手向前伸展额头贴住地板。
- 吸气的同时慢慢地向上抬臀部,呼气的同时最大限度地伸直两胳膊、背部和手腕。
- 保持不动重复5次呼吸后,回到最初端坐的姿势,身体往前倾,两手摞起,额头放在手上保持深呼吸。

2 英雄式

效果 拉抻上半身,强化下半身,提高注意力,增强免疫力,塑造身体曲线

- 双腿分开与腰同宽,双手叉腰,吐气的同时右脚侧跨1 m多宽,右脚脚尖向外。
- 吸气的同时双手张开与地板平行,吐气的同时弯曲右膝盖,使右大腿与地板平行。眼睛看着右手手指。
- 保持30秒～1分钟。吸气的同时慢慢站起来,接着左脚也重复同样的动作。

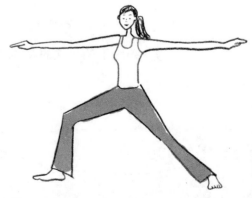

3 三角式

效果 收紧下半身,提高消化能力,矫正骨盆,清除体内垃圾

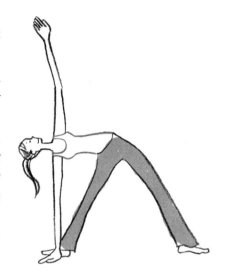

- 双腿分开与腰同宽,双手叉腰,吐气的同时右脚侧跨1m多宽,右脚脚尖向外。
- 吐气的同时伸直右膝盖,上半身倒向右侧。右手指尖贴住地板,左手往上伸展,感觉身体左侧拉抻的同时,慢慢地深呼吸5次。
- 吸气的同时上身回正,另一只脚重复同样的动作。

4 树式

效果 提高代谢,提高注意力,美腿

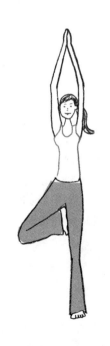

- 双腿并拢站直,右脚脚心贴住左大腿内侧,两手胸前合掌。
- 吸气的同时双手在头顶伸直合掌。左脚脚底用力踩住地板,眼睛看着正前方,慢慢地保持5次深呼吸。
- 吐气的同时慢慢地放下双手和右脚,另一只脚重复同样的动作。

夜间瑜伽

5 快乐婴儿式

效果 拉抻胯关节,改善畏寒症,改善脚部浮肿,塑造腰部曲线

- 仰卧屈双膝,张开与肩同宽。吐气的同时拉双膝靠向腹部,吸气的同时双手从两侧抓住脚的外侧。
- 向身体外侧张开膝盖,让膝盖伸向腋下,直到后脚跟处于膝盖的正上方为止。吸气的同时膝盖拉向地板方向,吐气的同时放松两膝盖。
- 保持30秒～1分钟后,慢慢地放下双腿。

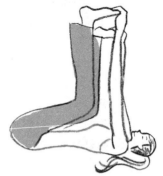

6 鱼式

效果 改善失眠,调整呼吸系统功能,缓解肩膀酸痛

- 仰卧两脚伸直并拢,脚踝和脚尖贴紧。将双手伸直贴紧身体两侧,手心向下。
- 吸气的同时抬起臀部,手掌放在臀部下面。再次吸气的同时,用肘关节撑住地板,向上抬胸。
- 拉抻脖子使头顶贴住地板,后脚跟贴住地板。感觉肩胛骨拉抻的同时,慢慢地深呼吸并保持30秒。吸气的同时,慢慢地回到最初的姿势。

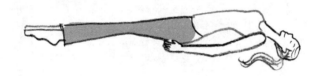

7 桥式

效 果 安眠,消除便秘,紧缩臀部

● 仰卧,屈双膝盖张开至舒服的宽度,手心向下双手放在身体两侧。

● 吐气的同时,抬下巴拉抻脖子,腰部向上推。感觉气息集中在丹田(肚脐下3指处)的同时,最大限度地抬腰。

● 双手在腰下相扣,重复5次呼吸。吸气的同时慢慢地放下腰部吐气放松。

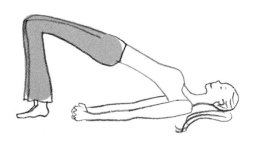

8 犁式

效 果 缓解脖子、肩膀酸痛,消除下半身疲劳,伸展脊柱

● 仰卧,伸直双腿,并拢向上撑起双腿。双手扶住腰部,脚尖慢慢地往头前方落下,贴住地板。

● 伸直双臂交叉与背后,慢慢地持续深呼吸。

● 吸气的同时,慢慢地使脊柱一节一节落下般地回正。

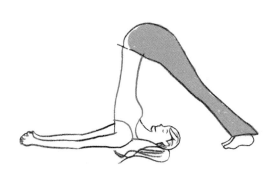

后 记

    长期以来，日本人一直认为睡眠是"没有生产率的虚度时间"，然而，已有研究表明，睡眠其实是保持身心健康和塑造美好自我不可或缺的极其重要的时间。

    我坚信，每个人只要掌握正确的睡眠知识，重视睡眠的作用，整个社会就会更加充满活力。

    值此本书出版之际，特向给予全力支持的《主妇和生活社》的小田切先生、《编辑制作smile》的印田先生、黑木先生以及作家青山先生深表感谢。能和大家一起工作，感到无上荣幸。还要感谢读完本书的所有读者。衷心期待本书倡导的睡眠启发活动能让更多的人从中受益！

友野尚

译后记

　　应该说，或在因教学而使用一些教材及参考书的时候，或在阅读一些翻译作品及影视作品的时候，常常会因一些翻译内容不准确、不达意、不优雅而对译者产生一些小小的抱怨，这在我们这些外语教师或语言工作者小伙伴中是常有的事。然而，当我受兴趣驱使，真的也尝试对这本睡眠减肥的日语专著进行翻译时，才真正体会到，要想将一本外语版专业研究成果的书按"信、达、雅"的标准翻译成大家易于阅读的文稿，其实还真是一件非常不容易的事。

　　让我坚持以持续不减的热情完成这本书翻译工作的原因，主要是因为本书的内容、出版社方面的信任和同事的鼎力帮助。这本书的叙述风格，尤其是书的内容着实深深吸引了我。伴随翻译工作的完成，我个人、家人和几个朋友也按照本书作者的建议，在科学睡眠、愉悦身心、形成良好生活习惯以及以饱满精神投入工作学习等方面受益良多。出版社方面不仅给予了珍贵的鼓励和信赖，也给予了比较宽裕的时间期限，为我从容推敲文字内容提供了保障。另外，上海立信会计学院外语学院我的同事吴志强、孙家蓉、刘春发、刘晓红等几位老师，对我翻译的内容给予了逐字逐句的雕琢和修改。他们除了也都对睡眠减肥抱有共同兴趣外，更重要的是出于友情，在承担繁重的教书育人本职工作的同时，牺牲了宝贵的休息时间，投入大量精力和热情，这份珍贵的帮助和友情远比这本书更值得我永远珍藏！